望京醫鏡

孙树椿

清宫正骨流派筋伤治验集

王尚全 罗 杰 / 主编

孙树椿 / 主审

北京科学技术出版社

图书在版编目（CIP）数据

清宫正骨流派筋伤治验集／王尚全，罗杰主编.
北京：北京科学技术出版社，2025. -- ISBN 978-7
-5714-4299-6

Ⅰ．R274.3

中国国家版本馆 CIP 数据核字第 2024RJ1811 号

策划编辑：张　洁
责任编辑：安致君
责任印制：李　茗
封面设计：米　乐
版式设计：美宸佳印
出 版 人：曾庆宇
出版发行：北京科学技术出版社
社　　址：北京西直门南大街 16 号
邮政编码：100035
电　　话：0086-10-66135495（总编室）　0086-10-66113227（发行部）
网　　址：www.bkydw.cn
印　　刷：北京中科印刷有限公司
开　　本：850 mm×1168 mm　1/32
字　　数：159 千字
印　　张：8.375
版　　次：2025 年 7 月第 1 版
印　　次：2025 年 7 月第 1 次印刷
ISBN 978-7-5714-4299-6

定　　价：69.00 元

望意醫鏡

编写委员会

顾 问

黄璐琦　朱立国　孙树椿

主 任

李　浩　高景华

副主任（按姓氏笔画排序）

全洪松　杨克新　张　清　赵　勇　俞东青　曹　炜
谢　琪　薛伺枚

指导委员会 (按姓氏笔画排序)

朱云龙　　刘祖发　　安阿玥　　杨国华　　肖和印　　吴林生

邱模炎　　张　宁　　张世民　　张兴平　　陈　枫　　周　卫

胡荫奇　　夏玉清　　徐凌云　　高　峰　　程　玲　　温建民

魏　玮

组织委员会 (按姓氏笔画排序)

丁品胜　　于　杰　　于忱忱　　王　敏　　王朝鲁　　叶琰龙

朱雨萌　　朱钟锐　　刘光宇　　刘劲松　　刘桐辉　　孙　婧

张　茗　　张兆杰　　金秀均　　郎森艳　　徐一鸣　　焦　强

魏　戌

工作委员会 (按姓氏笔画排序)

王　浩　　王宏莉　　王尚全　　王春晖　　王德龙　　冯敏山

朱光宇　　刘　涛　　刘世巍　　刘惠梅　　刘燊仡　　张　平

张　然　　张　磊　　范　肃　　秦伟凯　　栾　洁　　高　坤

郭　凯　　梁春玲　　蒋科卫　　谭展飞　　潘珺俊

《清宫正骨流派筋伤治验集》
编者名单

主　审
孙树椿

主　编
王尚全　罗　杰

副主编
高景华　袁　盈　王成远

编　者（按姓氏笔画排序）

于　栋	王　达	王立恒	王成远	王庆甫	王尚全
方建国	孔　畅	邓素玲	龙思琦	白　玉	冯泳铿
朱立国	刘秀芹	齐越峰	闫　安	李慧英	杨克新
肖　雄	张　军	张　威	张　清	张　淳	陈　明
陈兆军	陈海云	陈朝晖	武　震	范　东	罗　杰
金　添	赵国东	赵忠民	袁　盈	高春雨	高景华
唐东昕	黄　沪	韩　磊	鲍铁周	蔡明扬	

中医药学包含着中华民族几千年的健康养生理念及其实践经验，是中华文明的瑰宝，凝聚着中国人民和中华民族的博大智慧，是中华民族的伟大创造。作为世界传统医药的杰出代表和重要组成部分，自古以来，中医药以其在疾病预防、治疗、康复等方面的独特优势，始终向世界传递着中华民族的生命智慧和哲学思想，为推动人类医药卫生文明作出了巨大贡献。党中央、国务院历来高度重视中医药工作，党的十八大以来，中医药传承发展进入新时代，中医药高质量发展跑出"加速度"。每一个中医药发展的高峰，都是各时期中医药人才在传承创新中铸就的，历代名医大家的学术经验是中医药学留给我们的宝贵财富，应当"继承好、发展好、利用好"。

中国中医科学院望京医院（简称"望京医院"）历经四十余年的传承发展和文化积淀，学术繁荣、名医荟萃，尤其是以尚天裕、孟和为代表的中医骨伤名家曾汇聚于此，留下了许多宝贵的临证经验、学术思想、特色疗法。为贯彻落实党中央、国务院有关中医药传承创新发展的战略部署，望京医院以"高水平中医医院建设项目"为契机，设立"名老医药专家学术经验传承"专项，成立丛书编写委员会，编撰"望京医镜"系列丛书。本套丛书旨在追本溯源、立根铸魂，挖掘整理名医名家经验，探寻中医名家传承谱系及其学术发展脉络，促进传承经验的多途径转化。丛书记录了诸多鲜活的医论、医案、医方，是望京医院中医名家毕生心血经验之凝结，且对中医药在现代医学体系中的价值进行了深入探讨和崭新诠释，推动了中医理论发展，是兼具传承性、创新性、实用性和系统性的守正创新之作，可以惠及后辈、启迪后学。

医镜者，"晓然于辨证用药，真昭彻如镜"，希望"望京医镜"丛书能让广大中医药工作者读后有"昭彻如镜"之感。相信本套丛书的出版能使诸多中医名家的经验成果、思想精髓释放出穿透岁月、历久弥新的光彩，为促进中医药学术思想和临床经验的传承，加快推动中医药事业传承创新发展、共筑健康中国贡献智慧和力量。

中国工程院院士
中国中医科学院院长

2024 年 10 月

朱 序

　　中医药学是中华文化智慧的结晶，在几千年与疾病的斗争中不断发展壮大，成为维护人类健康的重要力量。中医药的整体观念与辨证施治的思维模式具有丰厚的中国文化底蕴，体现了自然科学与社会科学、人文科学的高度融合和统一，这正是中医药顽强生命力之所在，也是中医药发挥神奇功效的关键。其实践历经数千年而不衰，并能世代传承不断发展，与经得起检验的良好临床疗效密不可分。

　　《"健康中国 2030" 规划纲要》明确提出要"充分发挥中医药独特优势"，弘扬当代名老中医药专家的学术思想和临床诊疗经验，推进中医药文化传承与发展。"望京医镜"系列丛书的编写正是我院推进中医药传承与创新的一项重要举措。

　　本套丛书的编写得到了中国中医科学院及望京医院各级领导的大力支持，涵盖骨与关节退行性疾病、风湿病、老年病、心血管病、肾病等专科专病，将我院全国名老中医、首都名中医等专家的临证经验、学术思想、用药经验、特色疗法等进行了挖掘与整理，旨在"守正创新、传承精华"，拓展中高级中医药专业技术人员的专业知识和技能，提升专业水平能力，更好地满足中医药事业传承发展需求和人民健康需要。

本套丛书不仅是对临床经验的系统梳理与总结，更是对中医药在现代医学体系中的价值进行的深入诠释与再认识。这些积累与研究，旨在推动中医药在专科专病方面取得更大的进展，并为现代医学提供更加广泛和深刻的补充与支持。

希望本套丛书能为中医药学术界提供启发，成为从事科学研究和临床工作的中医专业人员的有益参考，同时为患者带来更加有效的治疗方案，贡献中医药的智慧与力量。

中国工程院院士

2024 年 9 月

　　中医药学是中国古代科学的瑰宝，也是打开中华文明宝库的钥匙。习近平总书记号召我们中医药工作者要"把中医药这一祖先留给我们的宝贵财富继承好、发展好、利用好，在建设健康中国、实现中国梦的伟大征程中谱写新的篇章"。

　　中国中医科学院望京医院成立于 1997 年，秉承"博爱、敬业、继承、创新"的院训精神，不断发展，目前已经成为一所以中医骨伤科为重点，中医药特色与优势显著，传统与现代诊疗技术相结合的三级甲等中医医院。历任领导非常重视对名医学术思想的挖掘与传承工作。本次由望京医院组织编写的"望京医镜"系列丛书，就是对建院以来诸多名医名师临证经验和典型医案的全面总结。

　　本套丛书覆盖了中医临床多个学科，从临床案例到理论创新，都作了较为详尽的论述，图文并茂，内容丰富，在注重理论阐述的同时，也强调了临床实践的重要性；同时深入剖析了名医们的医术精髓，揭示其背后的科学原理与人文关怀。本套丛书汇聚了众多中医领域的权威专家学者参与编写，他们不仅学术造诣深厚，更在临床实践中积累了丰富的经验。正是由于这些专家的鼎力支持，本套丛书才既具有学术权威性，又贴近临床实际，具有很高的实用价值。

相信本套丛书的出版与发行必将对中医学科的传承发展大有裨益，愿为之序。

全国名中医

中国中医科学院首席研究员

2024 年 10 月

20 世纪 70 年代末，百废待兴、百业待举，为推广中西医结合治疗骨伤科疾病的临床经验，在周恩来总理、李先念副总理等老一辈党和国家领导人的关怀下，成立了中西医结合治疗骨关节损伤学习班，集结了冯天有、尚天裕等一批杰出的医学大家，随后成立了中国中医研究院骨伤科研究所（简称"骨研所"），全国中西医骨伤名家齐聚，开辟了以爱兴院、泽被苍生、薪火相传的新篇章。凡此种种，都发生在北京东直门海运仓的一座小楼内；但与这座小楼相距不过十余里的一片村落与田地中，有一所中医院校与一所附属医院也在冒芽待生。

当时，"望京"还是一片村落，并不是远近闻名的"北京发展最快区域""首都第二 CBD"，其中最核心的区域"花家地"还是一片农田，其命名来源是"花椒地"还是"苇家地"都已难以考证；但无论是"花家地"还是"花椒地"，地上种的究竟是不是花椒已不重要，人们对于这片土地的热爱与依赖，成为了这片土地能够留下名字的重要原因。20世纪80年代后期，花家地的"身份"迎来了360度转变，并在20世纪90年代一跃成为当时北京人口最密集、规模最大的居民区，唯一的现代化社区，曾被冠名为"亚洲最大的住宅社区"。其飞速发展和惊人变化，用"日新月异"来形容都略显寡淡。那田地中的院校，也从北京针灸学院更名为了北京针灸骨伤学院，成为了面向国内外培养中医针灸和骨伤科高级人才的基地；那田地中的医院，也建起了宏伟的大楼，满足着望京众多百姓的就医需求。1997年，中国中医研究院骨伤科研究所、北京针灸骨伤学院骨伤系、北京针灸骨伤学院附属医院合并，正式成立中国中医研究院望京医院，后更名为中国中医科学院望京医院。

时至今日，骨研所、骨伤系、附属医院的脉络赓续相传，凝聚成望京医院发展壮大的精神血脉，凝聚在"博爱、敬业、继承、创新"的院训精神中，更希望可以凝聚在一套可以流传多年、受益后人的文字之中，所以我们组织全院之力编纂了这套丛书，希望可以凝练出众多前辈的学术思想、医德仁术，为后生所用、造福患者。这套丛书汇集了尚天裕、孟和、蒋位庄、朱云龙、孙树椿等老一辈名医的经验，收录了朱立国、刘祖发、安阿玥、李浩、杨国华、肖和印、吴林生、邱模炎、张宁、陈枫、周卫、赵勇、胡荫奇、夏玉清、徐凌云、高峰、曹炜、程玲、温建民、魏玮等中生代名医的经验。丛书名为

"望京医镜"，医镜者，医者之镜也。我们希望通过著书立说，立旗设镜，映照出名老医药专家的专长疗法、学术思想、人生体悟，启示后人，留下时代画卷中望京医院传承脉络浓墨重彩的一笔，成为医学新生代可学可照之明镜，将"继承好、发展好、利用好"中医药传承创新落到实处。

丛书编写委员会

2024 年 10 月

孙树椿，首届全国名中医、首批国家级非物质文化遗产中医正骨疗法代表性传承人、中国中医科学院首席研究员、首都国医名师。

孙树椿师从北京名医刘寿山。60多年来他一直从事骨伤科的临床、科研和教学工作，以患者需求为第一目标、以医德为准绳、以疗效为前提严格规范自身医疗行为，擅长治疗各种骨伤科疑难疾病，多次受国家派遣，为国外政要及知名人士保健诊疗，取得良好疗效，被患者称为"手上有眼的人"。

在任首席研究员期间，他以发展中医骨伤特色为中心，坚定信心，扎实工作，不断树立和弘扬大医精诚的医德医风，保持和发扬中医药特色优势，带领团队对清宫正骨流派历代手法进行总结，以中医药理论的学术思想为主体，以"清宫正骨"为特色，提出了以下理论。①"首重查体，手摸心会；影像为辅，病证合参"：重视临床检查，做到心中有数。影像学诊断是重要参考，但骨伤病诊断必须以临床为主，病证合参。②"气血辨证，以血为先"：结合神经根型颈椎病和急性腰椎间盘突出症的疼痛特点，强调手法与中药并治的原则和整体疗法。研制出"颈痛颗粒"和"腰痹通胶囊"，并被"国家基本医疗保险、工伤保险和生育保险药品目录"收录，取得了良好的社会效益及经济效益。③"轻巧柔和，以痛为腧"：在手法操作上，注重轻巧柔和，使患者在治疗中"不知其苦"。开展的"颈椎不定点旋转手法"（孙氏手法），被国家中医药管理局列入中医临床实用技术推广项目，在全国推广。

在人才培养方面，2009年经国家中医药管理局批准成立"孙树椿名老中医药专家传承工作室"，2012年通过验收。在任职期间，培养硕士研究生6名，博士研究生4名，博士后4名，全国老中医药专家学术经验继承人7人，收徒10余名，遍及我国北京、黑龙江、辽宁、甘肃、山西、江苏、广东、河南、台湾及海外（美国、加拿大）。其中一些人已成为全国中医骨伤学科的领军人物。作为全国第三至第七批老中医药专家学术经验继承工作指导老师，他承担、完成了全国优秀中医临床人才的培训工作，其中第三批全国老中医药专家学术经验继承人朱立国、张军获得了"全国首届中医药传承高徒奖"。

孙树椿教授先后获国家科学技术进步奖二等奖2项，省部级一等奖4项、二等奖2项、三等奖3项；国家科学技术委员会特别贡献奖，中华中医药学会首届"中医药传承特别贡献奖"，第四届中国药学发展奖康辰骨质疏松医药研究奖（HO-MA），中国中医科学院"岐黄中医药基金会传承发展奖"等。主编《刘寿山正骨经验》《实用推拿手法彩色图谱》《中国医疗保健推拿图谱》和《临床骨伤科学》等13部专著，发表论文40余篇。

骨伤科学是祖国医学伟大宝库中一颗璀璨的明珠。当今世界，非药物疗法以其无毒、无副作用而为人们所崇尚和信赖。手法治疗，是一种颇具中医特色的非药物疗法。

孙树椿教授是清宫正骨流派传人、京城著名骨伤专家刘寿山老先生之得意门生，从医 60 余载，尽得真传，功力深厚且勤求古训，博采众家之长，常施神奇妙手，起沉疴于顷刻，形成了"入其法而又出其法"且轻巧柔和的独特手技。由高景华教授、张军教授主编的《孙树椿筋伤疾病诊治经验》及孙树椿教授主编的《清宫正骨手法图谱》对孙树椿教授筋伤临证经验进行了较为系统的阐述，其内容以清宫正骨筋伤手法为主，一直受到大量读者的欢迎，为了更好地继承和发扬孙树椿教授筋伤治疗经验，我们择取两书之精华而成《清宫正骨流派筋伤治验集》。

当今中医骨伤科学沿袭传统医学中有益的经验和学术思

想，成为具有我国传统医学特色和优势的重要临床学科。但目前由于种种因素的影响，中医治疗骨伤科疾病的一些有效的传统方法得不到广泛应用，中医手法更有失传之势。因此，无论从中医文化遗产保护，还是从临床实用价值的角度出发，都迫切需要系统全面总结宫廷正骨手法。

本书保留了之前两书中基本操作手法部分，同时充实实际操作内容，并修订了文字说明，力争体现宫廷正骨原貌，总结孙树椿教授筋伤临证经验，使其更系统完善，便于传承。

本书的编写得到了中国中医科学院望京医院李浩书记、高景华院长以及教育处、科研处等各级领导的关怀和鼓励，清宫正骨流派同门师兄弟的大力支持，出版社各位编辑的辛苦付出，在此一并深表感谢。由于观察视角和水平有限，加上受检索手段、时间及馆藏所限，本书肯定会存在种种缺点和遗憾，希望同道们能予以指出，以便改正。

中国中医科学院望京医院　王尚全　罗　杰

2024 年 10 月

目 录

第一章 学术渊源与传承

第一节 学术渊源

孙树椿教授是我国第一批国家级非物质文化遗产中医正骨疗法代表性传承人、清宫正骨流派传人。其学术渊源是上驷院绰班处的宫廷正骨流派，现简要介绍如下。

一、清代上驷院绰班处宫廷正骨的起源和历史沿革

明末清初，战乱频频，在作战过程中，满蒙八旗士兵常发生坠仆跌折、关节脱臼及跌打损伤，在这种情况下，善于接骨按摩的蒙古骨伤科医生应运而生，并积累了宝贵的经验，据《清史稿》（卷二百八十九）记载："善治伤，有中矢垂毙为拔镞，傅良药，伤寻愈。"又有："有患臂屈不伸者，令先以热镬熏蒸，然后斧椎其骨，揉之有声，即愈。"绰尔济是当时最著名的蒙古医生，他将特效医术传授给广大满蒙八旗士兵，培养了大批的满蒙八旗骨伤科医生（满语称之为"绰班"）。

清代顺治初年设有御马监，顺治十八年改御马监为阿敦衙门，至"康熙十六年改为上驷院。雍正六年定卿为三品"

（《清朝文献通考·卷八十三·职官七》）。当时上驷院的主要任务是为清朝宫廷及骑兵驯养马匹，因满蒙八旗绰班医生主要随同骑兵一起调动，并为受伤的将士治伤，所以为数众多的领侍卫衔的蒙古绰班医生属上驷院管辖。据《清史稿》记载："上驷院，兼管大臣，无员限。卿二人，正三品。其属……蒙古医生长三人，正六品。副长二人，八品。牧长二人，初无品级。雍正元年定正七品。"这段记述说明了从顺治年间到康熙、雍正年间上驷院内一直设有"绰班"御医职位。此时尚未形成正式的医疗机构，医学理论也未统一，手法亦未形成统一流派。

　　乾隆年间，朝廷对医疗机构进行整顿，尤其对上驷院管辖内负责正骨按摩的蒙古绰班医生给予了高度重视，并对医生的选拔、教学、官职、责任方面进行了明确的规定，据《钦定大清会典事例》内务府官制卷记载"乾隆六年奏准（上驷院）额定阿敦侍卫二十一人""十一年奏准，于蒙古医内拔选医道优长，堪充教习者，授为蒙古医生头目二人。给予八品虚衔顶戴，令其教习蒙古医生"。当时朝廷的制度是在上三旗的士卒中挑选懂得正骨技术者，每旗选十名，由上驷院管理，叫"蒙古医士"，晋升的职称叫"蒙古医生长"。乾隆七年由吴谦、刘裕铎等人编辑的《医宗金鉴》终于刊行，《医宗金鉴·正骨心法要旨》则被上驷院绰班医生视为金科玉律，它所阐述的学术思想使得上驷院绰班医生在医学理论上得到统一，也标志着上驷院满蒙绰班医生"正骨心法学派"的诞生。

嘉庆末年、道光初年，朝廷对太医院作出整顿，据清《太医院志》记载"旨以正骨科划归上驷院，蒙古医生长兼充"，从这时起，上驷院绰班处正式成立，并成为清朝宫廷唯一的骨科医疗机构，开始进入全盛时期，学术思想和医疗技术日臻成熟，涌现出大批优秀的骨科和按摩医生。

二、清代上驷院绰班处学术思想的历史发展过程

（一）萌芽时期

这时期的代表人物是绰尔济，其学术思想主要体现了蒙古骨伤科医生的接骨、外伤兼治的特点，医治方法辅以刀、锤、特效蒙医药物，倚重秘方，手法、药物难分伯仲。

（二）形成时期

《医宗金鉴·正骨心法要旨》出现后便成为上驷院绰班处的手法宗旨，它也代表着上驷院绰班处学术思想的初步形成。这时期的代表人物是伊桑阿，《清史稿》记载："觉罗伊桑阿，乾隆中，以正骨起家，至巨富。其授徒法，削笔管为数段，包以纸，摩娑之，使其节节皆结合，如未断者然。乃如法接骨，皆奏效。"由此可见，伊桑阿非常重视接骨的手法，对《医宗金鉴·正骨心法要旨》中正骨八法之"接"法的使用技巧颇为娴熟，他在承袭了绰尔济的学术思想后，更加注重手法的治伤作用，这也是受《医宗金鉴·正骨心法要旨》中"手法者，诚正骨之首务哉"观念的影响。

（三）成熟前期

这时期的代表人物是德寿田（绰班德），他在功法、手法、器具、方药等方面的传授中，一方面宗《医宗金鉴·正骨心法要旨》为经典，另一方面更加注重摸法。德氏要求上驷院绰班处的医生和学员们必须真正领悟到"摸"法中的奥妙，真正做到"则骨之截断、碎断、斜断，筋之弛、纵、卷、挛、翻、转、离、合，虽在肉里，以手扪之，自悉其情"。可以看出德寿田较绰尔济和伊桑阿更加注重手法的作用，强调"手巧"。上驷院绰班处学术思想在这一时期发展较快，进入了成熟前期。

（四）成熟期

这时期的代表人物是夏锡五，夏氏认为要想做到"一旦临证，机触于外，巧生于内，手随心转，法从手出"及"盖正骨者，须心明手巧，既知其病情，复善用夫手法，然后治自多效"。医生自己首先要做到"心明"，"无心则无法，心不明则法必乱"，即要"以心法统手法"，代表着上驷院绰班处学术思想成熟期的到来。针对骨折，夏氏提出了正、整、接、实的治疗思想，针对筋伤则归纳出立、盘、旋、背、合、推、摇、摆、提等治法，充实和发展了《医宗金鉴·正骨心法要旨》中手法的内容。

（五）成熟后期至今

这时期的代表人物是孙树椿，他继承了师父的学术思想、功法、手法真谛，潜心钻研，师古而不泥古，结合自己的临床经验，对筋伤手法进行了系统的研究和整理，形成了具有孙氏特点的筋伤手法治疗体系。他强调"辨证论治，病证结合""气血辨证，以血为先""手法治疗，轻巧柔和""重视练功，自我康复"；明确提出了"腰椎间盘突出"不等于"腰椎间盘突出症"，"骨质疏松"不等于"骨质疏松症"，"骨质增生"不等于"骨性关节病"。这些观点的提出极大地减少了过度医疗的情况，既减轻了广大患者的痛苦，又减轻了国家的医疗支出，带来了极大的经济效益和社会效益。

第二节　学术传承

一、培养学生

自 1986 年起，孙树椿教授先后任硕士研究生导师、博士研究生导师、传承博士后指导老师及全国第三、四、五、六、七批老中医药专家学术经验继承工作指导老师，在带学生中强调"德才兼备，医者仁心"，提出"疗伤治疾，不为谋利，以弘扬中医为己任"。他为本科生、专科生、进修生、留学生授课，受众逾万名；他培养的中医骨伤科硕士研究生、博士研究生、博士后及正式收为徒弟者百余人（传承谱系图见图 1 - 1），遍及海内外，很多学生成为当地骨伤学术的中坚力量，甚至是骨伤科领军人物，为促进骨伤学科的蓬勃发展、薪火传承作出了巨大贡献。依托孙树椿名医传承工作室及清宫正骨流派工作站，每年都有全国继续教育项目培训、清宫正骨流派手法培训、孙树椿教授学术交流会及线上讲座，受众人群逾数十万人次。

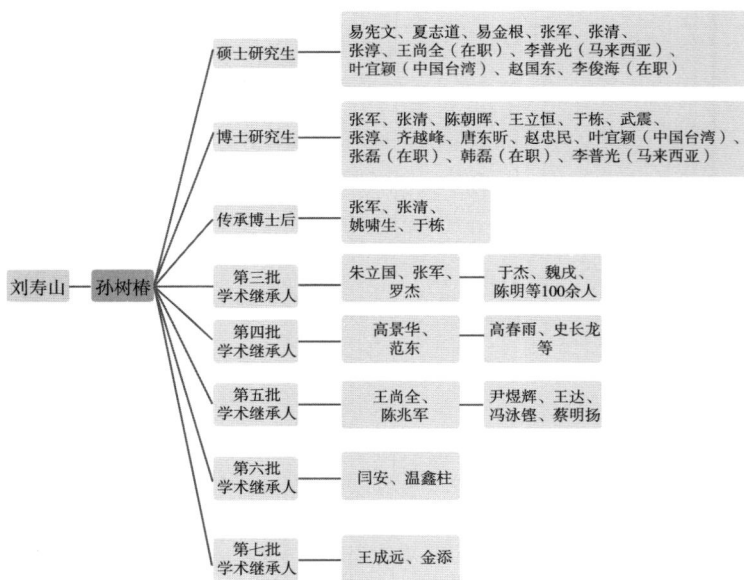

图1-1 传承谱系图

孙树椿教授对待每个学生都是亲自教授，毫无保留，现在他们均成为所在单位骨伤科的骨干，在继承、推广和创新中医骨伤方面起到了重要的作用。

椿教授斗志未减，在多处场合提出："中医骨伤科要在保持中医骨伤特色和优势的基础上，不断吸收先进的现代科技成果，推动骨伤科的创新发展。要做中医传统的传承者、捍卫者和推进中医发展创新的实践者、先行者。"

第二章　特色筋伤诊疗体系

近年来随着国家的重视和广大群众的热心支持，中医药事业正在进入新的发展期，我们应当抓住这个机遇，大力发展中医药，也使中医骨伤事业发扬光大，继续为中华民族的繁荣昌盛做出应有的贡献。

孙树椿教授是国内著名骨伤科专家、中国中医科学院首席研究员，从事骨伤科的临床、科研和教学工作 60 余年，对中医骨伤手法钻研尤深，擅长治疗各种骨伤科疑难疾病，特别是筋伤疾病。

中医学理论认为筋的功能主要是连接关节、约束骨骼以及支配关节的功能活动。《素问·痿论》云："宗筋主束骨而利机关也。"筋通过对骨骼的约束，附在骨上收缩与弛张，产生屈伸和旋转运动。《素问·五脏生成》云："诸筋者皆属于节。"人体关节之联结，主要依赖筋加以包裹约束。因此，当外界致病因素导致筋伤后，筋束骨无力，影响骨的正常生理功能，同时关节的正常生理功能也会受到影响。清代《医宗金鉴·正骨心法要旨》系统地总结了常见的筋伤，包括"弛、纵、卷、挛、翻、转、离、合"等。对于筋伤疾病，孙树椿教授积极提倡运用中医骨伤科的手法治疗。其手法主要源于上驷院绰班处的宫廷正骨流派。孙树椿教授师从著名中医骨伤科专家刘寿山老先生，尽得刘老理伤正骨手法真传。在继承刘老经验的同时，他运用现代科学知识对其进行了规范整理，在保持疗效的基础上，简化精炼了手法。其手法运用讲究因势利导，刚柔相济，轻巧柔和，在临床上取得了良好疗效。

第一节　孙氏特色筋伤诊疗理论

孙氏筋伤手法主要源于清代宫廷上驷院，并广泛吸收现代医学的成就，结合自身经验加以提炼，形成了自己的特色：理论与临床并重；以人为本，病证结合；手摸心会，动静互参，影像相辅；辨证施治，内外协同，活血调筋；轻巧柔和，无痛为要；动静结合，主动为要；倡导规范，发挥优势。

一、理论与临床并重

孙树椿教授强调学习手法必须对人体正常筋骨的结构关系有一个清楚的了解，如《医宗金鉴·正骨心法要旨》所述："必先知其体相，识其部位。"古代由于受时代观念的限制，解剖学知识缺乏，仅凭"手摸心会"来"知其体相"显然是很有限的。现代医学的发展，解剖学知识的丰富，为"手摸心会"提供了可靠翔实的理论基础。孙树椿教授毕业于北京中医学院（现为北京中医药大学），基础理论扎实，毕业后曾到首都医科大学附属北京友谊医院骨科学习西医手术。当时国内骨科手术技术也刚刚起步，为了尽快掌握手术要领，孙树椿教授用业余时间，亲手把借来的手术书上的所有图画了下来，而后主刀10余年，这些都为孙树椿教授手法的精到奠定了坚实的基础。"一旦临证，机触于外，巧生于内，手随心转，法从手出"，只有夯实基础，才能得心应手。同时，因为手法是一门临床科学，只有应用于临床，才能显示其神奇的功效。因此，孙树椿教授几十年如一日，临床不歇，就是为了更好地将理论运用于临床，在临床中不断验证，不断发展。孙树椿教授在培养硕士、博士研究生时，常教育学生"心到、眼到，不如手到"，只有多接触患者，才能找到手下的感觉，才能把理论运用到临床诊治中；他还强调，患者是我们最好的老师，加强跟患者的交流能更好地提高手法的技艺，这些都是书本上所没有的。孙树椿教授自始至终把理论与临床并重的理念贯穿整个职业生涯，身体力行地做到了榜样的带头作用。

二、以人为本，病证结合

孙树椿教授常常提到"治疗是手段，功能是目的，回归人性是根本"。现代医学从微观世界中去认识生命，借助显微镜进入了人体的微观世界，用分割的方法认识生命中的量变、认识疾病，用对抗的方法改造生命，将人视为一个整体的机器，人体各组成部分皆为有形之物；而中医对生命的认识是

"阴阳合德""阴阳互根"，认为人是一个有机整体，内有五脏六腑，外有四肢百骸，通过经脉中的气血阴阳息息相通，周而不息。人体各个组成部分之间，在结构上是不可分割的，在生理上是相互联系、相互支持而又相互制约的，在病理上同样是相互影响的。人体是一个动态平衡系统，一切病证皆因平衡失调所致，一旦恢复协调平衡的正常状态，病证自然消失。人体健康的关键，不在于外部环境的好坏，而在于自身机体的强健，即"邪不干正"。中医学对机体健康的认识为"阴平阳秘"，治疗总则为"调和阴阳，以平为期"。治病即是使用药物之后，纠偏救弊，使机体恢复"阴平阳秘"的状态。协调阴阳五行，求得重新的平衡，是最基本的治疗原则。

孙树椿教授临床强调，不论对中医还是对西医而言，解剖结构都是医学的基础。当今医学发达，科学昌明，人类貌似已经掌握了人体解剖学的内涵，想发现什么新的结构已经不太可能，但是对已知结构的再认识却往往还可以让医学继续前进一大步。临床上我们需要重点关注的是生病的人，而不是单纯地停留在治疗人生的病；医学的结构恰如一个"人"字，一撇是技术的医学，一捺是人文的医学。德不近佛者不可以为医，才不近仙者不可以为医，神不近侠者不可以为医，只有技术与人文相协调，才能写出最美的"人"字。医学本质是人文之关爱。"生老病死已"是人体发展的自然规律，衰老退变是不可避免的过程。患者是因为身体出现了功能障碍、社会生活受到了影响才来就诊，所以不能将病理改变和临床疾病相混淆，腰椎间盘突出不等于腰椎间盘突出症，骨质疏松不等于骨质疏松症。

古语有云："古之善为医者，上医医国，中医医人，下医医病。""下医医病"是从疾病上救治患者；"中医医人"上升了一个层次，意思是从思想上去救治人；"上医医国"是最高境界，通过提升全社会的文化、道德修养等，更好地治理国家。说明了治理国家、管理人民与治疗疾病是相通的，都需要仁爱和策略。作为一种纯粹的职业，医生所彰显的是一种神圣的人文关怀，行医是以科学为基础，诊断疾病、救治患者的过程。一个具有职业情怀和使命担当的医生都具有清晰的思路、善良的心灵，以平静状态面对医治对象，做到精心救治患者。

"以人为本"就是在对患者进行诊治的过程中要始终做到以"医者仁心"为宗旨，疗伤治疾，不为谋利，要充分了解患者的意愿，并在制订决策时加以考虑。此外，在制订临床决策时，还需要充分考虑风险、负担、获益及预后（生存期、功能状态及生活质量），选择那些能使获益最大、损害最小并且能够改善生活质量的治疗方案。而同时我们也应该认识到医学是一门复杂而深奥的学科，医学发展到如今，能揭示的仍然只是冰山一角。医学是研究人的生命和健康的科学，生命现象本身就是一种异常复杂的自然现象，而人又同时具备了任何一种生物都没有的社会属性，疾病在每一个人身上都千变万化、不可复制，临床上病证也就常常会出现一因一果、一因多果、多因一果、多因多果，同病异证、异病同证，同病异果、异病异果等。

"以人为本"就是以患者为中心，具体表现在：关注疾病的全部、疾病的全过程（过去、现在和未来）。可以概括为：未病先防、既病防变、病瘥防复。大医治未病，即应做到事前预防、事中控制、事后防控，事后防控不如事中控制，事中控制不如事前预防。医生有三种境界：第一种境界是医生在方法层面上精通，就事论事，谓之"术"；第二种境界是医生在机制、原理层面上，寻根溯源，谓之"法"；第三种境界是医生在哲学层面上，以人为本，天地同纪，谓之"道"。

孙树椿教授认为，有病就有证，辨证才能识病，两者是密不可分的。临床诊治时，既要辨病，又要辨证；只有病证合参，才能选用适当的方药、恰当的手法。这里的"辨病"包括两个方面：一个是中医学理论指导下的中医病名诊断；另一个是现代医学理论指导下的西医病名诊断。辨证则是在中医学的基本理论指导下，辨别各种疾病发展过程中不同阶段的各种不同的证候。辨证是中医学特有的概念，"证"是对疾病某一阶段本质的反映，是对疾病发展过程中某阶段的病位、病性等本质的概括，揭示病因、病位、病性、病势，为治疗提供依据。因此，辨病与辨证结合也包括了两个方面：一是中医辨病与辨证相结合，这是以中医的基础理论为指导，在中医病名诊断的基础上再进行辨证；二是中医辨证与西医辨病相结合，这就是在明确西医疾病诊断的同时，进行中医辨证施治，有利于进一步明确具体病位、病理和转归等，洞悉疾病的性质，使治疗的针对性更强。

同一疾病各阶段病理变化不同，治法也不尽相同。在辨证治疗过程中，了解掌握西医的辨病，有利于了解掌握疾病的转归与预后。孙树椿教授认为，西医辨病与中医辨证相结合只是临床诊治中的一个模式，我们应该在立足于中医辨证论治的同时，合理利用现代医学的理论、检测手段，拓宽自己的诊断视野，在中医理论指导下，去分析观察疾病内在的病因、病机、演变规律。中医传统诊断疾病的方法，主要是望、闻、问、切四诊，然而一些更深层次的病理变化，单凭我们的感觉器官是不可能了解的，尤其对于骨伤科来说，这就必须借助现代科学技术的检查手段。孙树椿教授在诊治颈椎病的过程中，就强调影像学对临床的辨证分型起到了重要的辅助作用。通过 X 线片观察颈椎曲度的改变可以间接了解颈椎处肌肉的紧张状态。比如在椎动脉型颈椎病中，患者的眩晕症状与颈椎的活动情况密切相关，眩晕或伴恶心、呕吐，不敢活动颈部甚至不敢起床，颈椎各方向的活动均受影响。患者颈椎活动范围的这种改变并不都是骨性结构本身的原因。所以，在椎动脉型颈椎病中通过 X 线片测量颈椎曲度可以间接反映颈部肌肉的紧张程度。正如前人所说"欲知其内，当观乎外；诊于外者，斯以知其内。盖有诸内者，必形诸外"。孙树椿教授认为，颈椎间盘突出的患者，未必都需要做 MRI。颈椎间盘突出所造成的脊髓型颈椎病若伴有锥体束征，且根据中医辨证属痿证而需要手术治疗者，才需要进行 MRI 检查。若临床检查无脊髓受压体征，中医辨证属痹证者仍可行中医保守治疗。这是孙树椿教授运用现代医学手段将辨病与辨证结合的最好体现。

在辨证施治原则的指导下，有"同病异治"和"异病同治"的情况。每个病有每个病的内在规律，疾病在其发展过程中，由于各种因素的影响，可出现各种不同的证，但这些不同的证却总是受着疾病基本病理过程的制约和影响。所以，孙树椿教授强调，在整体观念的指导下进行辨证施治，不仅要把握每个不同疾病的自身规律而"异病异治"，还要掌握"同病异证"只是在"同"的基础上的"异"，"异病同证"在"异"的基础上的"同"。此处所指的病，原指的是中医病名，如今也包括西医的病名，尽管西医诊断各种病种有其不同的病因和病理变化，但也有不少病有中医同一证候表现，因此辨证立法时常是同一治则。如腰椎间盘突出症、第三腰椎横突综合征、急性腰损伤、腰肌劳损等腰部疾患，孙树椿教授均以活血化瘀、通络止痛为原则，根据多年的临床经验，制订了脊柱 2号方，针对性地治疗由血瘀气滞、脉络闭阻等因素引起的腰部疾患。体现了以证为主、以病为辅，辨证和辨病相结合。

三、手摸心会，动静互参，影像相辅

孙树椿教授在临证诊查评估时，特别强调手摸心会，他常提到《医宗金鉴·正骨心法要旨》中的一段话，"盖一身之骨体，既非一致，而十二经筋之罗列序属，又各不同，故必素知其体相，识其部位，一旦临证，机触于外，巧生于内，手随心转，法从手出。或拽之离而复合，或推之就而复位，或正其斜，或完其阙，则骨之截断、碎断、斜断，筋之驰、纵、卷、挛、翻、转、离、合，虽在肉里，以手扪之，自悉其情，法之所施，使患者不知其苦"。影像学检查只是协助诊断的工具，患者才是疾病的主体，如果一个医生，尤其是从事手法治疗的骨伤科医生，仅靠 X 线、CT、MRI 检查看病，丢掉了中医讲究的望、闻、问、切四诊，对患者的查体都不做，何谈治病求本呢？

孙树椿教授同时也强调，科学技术与仪器本身不具有中西医之分，关键是要看什么人去用，用什么理论去指导。中医临证应当引用现代科学，特别是现代科学的先进技术，也就是微观辨证。比如应用 X 线、CT、MRI、超声等影像学检查，以及实验室检查，在更深层次上，微观地认识疾病发生的特点，这样才能更完善、更准确地阐明证的本质，给中医临床治疗的有效性提供前提和保证。若仅固守传统经典，拒绝现代科技成果，就只能延守经验，而不能创新发展。

四、辨证施治，内外协同，活血调筋

孙树椿教授强调治疗要兼顾局部与整体，审证求因。由于筋伤疾病多以局部损伤为主，因此治疗时不能仅仅关注局部，应兼顾全身，然后选取相应的穴位和恰当的手法，借以舒筋活络，解痉止痛。从整体观念看，人体脏、腑、经、络、气、血、津、精、液、皮、脉、肉、筋、骨等是一个有机的整体，通过经络气血等将人体表里紧密地联系着，筋伤疾病虽然多为局部损伤，但外伤筋骨，内动脏腑。明代《正体类要》提出"肢体损于外，则气血伤于内，营卫有所不贯，脏腑由之不和"。因此，孙树椿教授认为应该遵循内治与外治相辅的原则。

筋伤疾病以局部损伤为主，手法治疗是孙树椿教授筋伤辨治体系的精华所在。但是，孙树椿教授在手法治疗的同时，也很重视内治调理，做到内治与外治相辅。"气伤则痛，血伤则肿，通则不痛，痛则不通"，所以，孙树椿教授在辨证论治的同时，非常强调活血化瘀、通络止痛的原则。并制订了腰痹通胶囊、颈痛颗粒、颈椎3号方等内服方药以及膝洗方等外洗方药。只有将外治与内治有机结合，才能促使损伤早日痊愈。

孙树椿教授指出，筋伤辨治应以气血辨证为主。他认为，气血循行全身，内行上下、皮肉筋骨、五脏六腑、四肢百骸，无所不在，故人体无论损伤何处，最先伤及气血。《杂病源流犀烛·跌打闪挫源流》说："跌扑闪挫，卒然身受，由外及内，气血俱伤病也。"临床所见内、外伤，基本的病机是伤后气血循行失常，由之而发生一系列的病变。外伤时受伤局部多疼痛、青紫瘀肿明显，血伤肿、气伤痛的症状清晰可见；而内伤却是有形无形、虚实夹杂，或以气伤为主、累及于血，或以血伤为重、损及于气，且因气血损伤的程度不同，可分别发生气滞、气逆、气闭，或血瘀、血虚、血热等相应病变，临证时更需辨证明确，方能有效医治。人体胸腹部的损伤最易引起内伤，气血辨证尤为重要。

　　气属阳，性主动而无形，气为血之帅，是发动和维持生命活动的动力；血属阴，性主静而有形，血随气行，气行则血行，滋养全身，是充盈五脏六腑、四肢百骸的重要营养物质，以维持其功能的正常运转，器官的相互调节。故气为血之动力，而血为气之根，互相依附，周流不息，使生命得以维持。损伤与气血有着密切的联系，而损伤有内伤与外损之分，外损多伤及筋骨，而内伤多伤及气血，但不论何种损伤，均必然伤及气血。伤气则气滞，气滞则疼痛；伤血则出血或血瘀，血瘀则经脉、经络、血脉不得流通，血有形，血瘀则肿胀，由于瘀血的部位和瘀血量的不同，时间长短的不同，故而出现的症状也不同。如瘀于肌表，则呈现青紫色且肿胀疼痛；如瘀于骨膜下或骨膜外，则局部肿胀较明显，且有剧烈疼痛，皮色不变；如瘀于营卫筋脉之间，除漫肿疼痛外，瘀而化热，可导致肝经生火而周身发热；如瘀滞于胸部，则胸胁胀满，呼吸困难，痛无定处；如瘀于腹部盆腔，则胸腹痞满，腹中胀痛，痛不可触、拒按，脏腑瘀滞，经久不愈而成顽疾。虽从理论上有伤气、伤血之分，实则气血是不可能截然分开的，临床上都认为是气血俱伤，仅有气血偏重而已，故在治疗中，均应气血并治，治血先行气，气行则血行。

五、轻巧柔和，无痛为要

孙树椿教授认为，手法的疗效靠的是手法本身，正如《医宗金鉴·正骨心法要旨》所言："诚以手本血肉之体，其宛转运用之妙，可以一己之卷舒，高下徐疾，轻重开合，能达病者之血气凝滞，皮肉肿痛，筋骨挛折，与情志之苦欲也。"手法治疗必须做到"一旦临证，知其体相，识其部位"。孙树椿教授指出"筋喜柔不喜刚""法之所施，使患者不知其苦，方称为手法也"，在手法运用上尤其强调轻柔绵软、外柔内刚，力量由轻渐重，治疗中使患者在并不感到疼痛的情况下即获得症状的缓解或痊愈。孙氏手法的独到之处正在于轻、巧、柔、和。

轻，主要指动作要轻，不用暴力手法同样能达到治疗的目的，使患者在心理上易于接受。

巧，是用"巧劲"进行筋伤的治疗，并巧妙利用患者的心理。比如针对颈椎病的孙氏不定点旋转扳法，在临床操作时，嘱咐患者吸气，在此同时快速施行扳法，在患者来不及反应、没有产生本能的拮抗力的情况下完成。既减轻了患者的紧张情绪，又降低了由于患者本能拮抗导致的手法意外。

柔，是手法用力柔和，强调刚中有柔，柔中有刚，刚柔相济。手法的力量要根据患者病情，并结合医生自身功力而定。对新伤用力要轻，动作要缓，而陈旧伤要逐步加重用力。对于体质较弱、病情较重的患者，治疗时要徐徐用力，以能耐受为限；对于身体强壮、病情较轻的患者，用力时使患者感到患处有沉重感或酸痛，但仍可忍受即可。

和，就是心、手相和。医者用双手"体会"病患损伤的情况是治疗的基础，用"心"指导双手施术是治疗的目的。筋伤手法不是简单重复的机械运动，而是在"心神"的指引下做的一种能量的输出。正如《医宗金鉴·正骨心法要旨》所讲的："机触于外，巧生于内，手随心转，法从手出。"

六、动静结合，主动为要

动静结合是 20 世纪 60 年代初兴起的中西医结合治疗骨折的四大原则之一，但是在筋伤中的应用却没有得到足够的重视。孙树椿教授认为，在筋伤的治疗中，动静结合也同样有着实际的临床意义。筋伤是指各种暴力或慢性劳损等原因所造成的损伤。它不像骨折、脱位那样易被人们重视，常常发展成为慢性疾患。《仙授理伤续断秘方》中说："凡曲缚，如手腕、脚凹、手指之类，要转动，用药贴，将绢片包之，后时时运动。"古人描述了对于患部损伤，既要用绢片进行相对固定，又要做屈、伸等动作的治疗方法。这就是如今泛指的"动静结合"的雏形。孙树椿教授指出，伤后经络受阻，气血瘀滞，血肿形成，引起疼痛和功能障碍。因此筋伤的愈合需要固定一段时间，以利于筋伤的修复，这就是"静"。同时，由于血肿形成，若瘀血不去，日久气血凝滞，血不荣筋，容易导致筋肉挛缩、疼痛、活动受限等并发症。因此，除一定时间的"静"外，也需要注重局部及全身的功能锻炼，使气血畅通，筋肉得养，这就是"动"。在临床上，通过判断筋伤的具体性质，施以不同的、适当的手法及时回纳归正，理筋修复。孙树椿教授强调此时的手法一定要轻巧柔和，这样既能疏通经络，又不致加重瘀血，充分帮助机体损伤组织自我修复。这种在手法帮助下的机体的自我修复，正是"静"的具体体现。孙树椿教授指出，动和静是对立统一的，静是为了更好的动，动也是为了更好的静，两者之间体现了辩证关系。静的作用，是使伤病肢体得到休养，以利于损伤组织的修复和肢体功能活动的复原。但如果肢体缺乏必要的活动，势必造成血液瘀滞，新陈代谢减弱，关节囊、韧带、筋膜和肌肉等发生弹性降低、挛缩、变性和粘连等一系列改变，这是有害的。而适当的锻炼，可促进血液循环，加强新陈代谢，恢复组织功能，解除组织间粘连，从而使伤病得到更快恢复。因此，孙树椿教授强调，在筋伤的治疗恢复中，"动"是积极的，动静结合，取长补短，相辅相成。锻炼的目的就是通过促进气血的流动以加强肢体关节的活动，防止并发症的发生，促进损伤组织的愈合。"动静结合，主动为要"即功能锻炼的基本法则。

孙树椿教授还指出，在进行功能康复时要把人作为一个整体，以中医的阴阳五行学说、经络学说、脏象学说等基础理论为依据，"精盈则气盛，气盛则神全，神全则身健；精生于气，气化于精，精化于气，气化于神"。康复锻炼不仅重视内在的"精气神"的锻炼，而且讲究"内练精气神，外练筋骨皮""内外合一，形神兼备"，同时强调要把人放到自然中去，把人的运动同周围环境密切联系起来。功能康复要按不同的季节、时辰、时令等，根据自然界和人体功能的变化，采用不同的方法，来达到练功的目的。

七、倡导规范，发挥优势

孙树椿教授指出，手法的操作不应该是杂乱无章的，它应该是一个较为严密的医疗过程，而综观当今的中医手法医疗现状，各师其法，同一个病、同一个证的手法治疗方式差异很大，有的甚至完全相反，临床疗效也无法加以客观评定，究其原因，是对手法的作用实质认识模糊，概念不清，没有严格的手法操作规范，导致手法流派众多，门户林立，鱼龙混杂，看似欣欣向荣、百花齐放，实际上则反映了中医手法的不成熟性。长此以往，不可能站住脚跟，更不可能走向世界。因此，中医手法应该有一套成熟的、规范的、标准的操作准则，要制订严格的、标准的操作规范，孙树椿教授号召中医骨伤界同仁共同努力来实现这一目标，虽然困难重重，但这代表着学科的发展方向和中医事业的发展方向。

第二节　孙氏特色筋伤辨证体系

孙树椿教授以中医望、闻、问、切四诊为基础，结合自己多年的临床经验，提炼出一套适合于筋伤疾病的独具特色的诊断体系。

一、问诊

问诊在诊病过程中是必不可少的，它在四诊中占有重要地位。自古至今各代医家对问诊都非常重视。《四诊抉微·问诊》中说"使其受病本末，胸中洞然，而后或攻或补，何愁不中乎""问为审察病机之关键"。《景岳全书·传忠录上》写道，问诊是"诊治之要领，临证之首务"，并列出了"十问"。这些论述迄今仍指导着临床实践，可见问诊在诊病过程中的重要性。通过问诊可以了解患者的自觉症状，疾病损伤的时间、体位，损伤时患者的情况，治疗的经过，以及既往的健康状况，家族史等。筋伤问诊的主要内容包括如下几个方面。

（一）问主诉

主诉是提示病变的性质和促使患者前往就医的主要原因，也是患者最需要解决的问题。因此，它是筋伤辨证中的主要依据。问主诉时，主要问清患者现在的受伤部位、主要症状以及该症状出现的时间。

（二）问伤势

通过询问患者的受伤部位、受伤时的姿势、受伤的经过可以了解伤势的轻重。

（三）问受伤时间

问清受伤的日期和时间，可以判断损伤是急性的还是慢性的。

（四）问受伤的原因

造成受伤的原因很多，因此要问清受伤原因。包括导致受伤的暴力的性质，是直接暴力还是间接暴力，以及暴力的方向、强度和当时患者所处的体位。

（五）问伤处

对于损伤部位的情况要仔细询问，包括伤处的疼痛、肿胀情况，伤肢活动程度等。

（六）问寒热

询问恶寒、发热的时间和程度以及与损伤的关系。

（七）问疼痛

要详细询问疼痛的起始时间、部位、性质、程度。一般来说剧痛者伤重，轻微疼痛者伤轻，隐痛者多属慢性损伤，胀痛者多为气滞，刺痛者多为血瘀，酸痛者多属慢性伤筋，游走性疼痛者多属风邪侵袭。

（八）问肢体功能情况

应问明功能障碍发生的时间、程度以及与损伤的关系。若功能障碍长期存在多为损伤后的粘连，若只是间歇出现多提示有某种因素存在。

二、望诊

《伤科补要》云："凡视重伤，先解开衣服，遍观伤之重轻、穴之致命与否。"望诊的内容包括观察人体的神、色、形、态。孙树椿教授强调，筋伤望诊还应重视对局部损伤区的观察。

（一）望神色

神色是指精神和气色而言，中医学对神色非常重视。《素问·移精变气论》中指出："得神者昌，失神者亡。"神气的存亡关系着生死。常人神志清楚，面色滋润，语言清晰，反应灵敏，动作灵活，体态自然。一般筋伤对神色的影响不大，但是筋伤较严重者或筋伤日久体质虚弱者则可影响神气，致人出现精神萎靡，面色无华、晦暗，表情痛苦，面容憔悴。

（二）望形态

望形态在筋伤中占有重要地位，主要是通过视觉观察患者体质的强弱，体形的胖瘦，肢体的姿势、形态和体位。如腰椎间盘突出症的患者脊柱多有侧弯，行走时臀部向一侧倾斜；落枕患者颈部僵直，转头时常连同身体一起转动等。

（三）望肤色

望肤色主要是通过观察皮肤的色泽来辨别疾病。新伤出血者，肤色青紫；陈伤出血开始吸收时，肤色变黄；肤色发红并且皮温升高要防止继发感染；肤色苍白而发凉，提示血液循环不好；肤色变黑则是组织坏死。

（四）望畸形

筋伤可以引起肢体的畸形，但是筋伤所致的畸形往往没有骨折、脱位所致的畸形那样明显，需要仔细观察。如髋部筋伤时下肢可以出现假长；桡神经损伤时出现腕下垂畸形。

（五）望肿胀

肿胀是筋伤中常见的症状，损伤早期的肿胀常常是局限性的，陈旧性筋伤则肿胀不明显。肿胀而有波动感，提示内有积血或积液。在观察肿胀时还应注意其肿胀的程度、色泽以及肿胀的范围。

三、闻诊

闻诊除了听患者的语言、呼吸、喘息、咳嗽、呕吐、呃逆等一般内容以外，还要听患者受伤部位发出的声响。筋伤可闻及的声响主要包括以下几方面。

（一）关节弹响声

关节中若有游离体，在活动关节时可有弹响；膝关节半月板损伤时进行膝关节旋转、伸屈活动可发出较清脆的弹响；臀肌挛缩时可有髋部弹响声。

（二）肌腱与腱鞘的摩擦音

肌腱周围炎好发于前臂的伸肌群、大腿的股四头肌和小腿的跟腱部。在为该类患者做检查时常可在有渗出的腱鞘周围听到捻发音。屈指肌腱狭窄性腱鞘炎在进行伸屈活动时可有弹响声。

（三）关节摩擦音

退行性关节炎的患者在活动关节时常有关节摩擦音。髌骨软化的患者在作髌骨磨研时常有摩擦音。

四、摸诊

摸诊为切诊的一种方式。孙氏筋伤诊治主要以摸诊为主。摸诊与脉诊不同，摸诊是一种医生双手触摸、按压损伤处的局部或全身的检查方法，可提供重要的诊断依据。《医宗金鉴·正骨心法要旨》说"以手摸之，自悉其情""摸者，手细细摸其所伤之处，……筋强、筋柔、筋歪、筋正、筋断、筋走……然后依法治之"。故摸诊可以对损伤部位的情况有一个较为明确的了解，尤其在缺少 X 线设备的情况下，更具有重要意义。

（一）摸诊内容

1. 摸压痛处

根据压痛的部位、范围、程度可鉴别损伤的性质。如直接压痛可能是局部的筋伤；如压之疼痛并有放射性则可能病变与神经有关。

2. 摸畸形

触摸体表骨突变化，可判断畸形的性质、位置。如腰椎间盘突出症多有脊柱侧弯及腰肌紧张等症。

3. 摸肤温

通过局部皮肤温度的改变可辨别寒证和热证。肤温高，表示新伤或局部瘀血化热，热盛内痛。肤温低，表示寒性疾患或血运障碍。摸肤温时一般应以手背测试为宜。

4. 摸异常活动

在肢体关节处出现超出正常范围的活动常是韧带断裂的表现。

5. 摸肿块

摸肿块主要是为了解肿块的解剖层次，明确其质地、大小，了解其形态、边界、活动度等。

（二）摸诊方法

1. 触摸法

触摸法即用手指细细摸伤处，从而辨明局部的情况。

2. 挤压法

挤压法即用手挤压患处上下、左右、前后，根据力的传导作用来诊断骨骼是否折断，以排除骨折。

3. 叩击法

叩击法即利用对肢体远端的纵向叩击所产生的冲击力来检查有无骨折、骨病。

4. 旋转法

旋转法即用手握住伤肢下端，做轻轻的旋转动作，观察伤处有无疼痛、活动障碍、特殊响声。

5. 屈伸法

屈伸法即用手握住邻近的关节做屈伸动作，根据屈伸的度数来测量关节活动功能。

第三节　孙氏特色筋伤手法

一、基础二十法

（一）屈伸法

屈即屈曲折返，伸即拔伸牵拉，屈伸法就是帮助活动受限制的关节进行伸展或屈曲的一种被动运动手法。

本法具有松解关节粘连、解除软组织的痉挛或关节内组织的嵌顿及滑利关节的作用。适用于各部位的关节功能受限、僵直、疼痛等。

（二）摇法

摇法是以关节为轴，使肢体进行环转运动的一种手法。有单手摇和双手摇之分，并常与拔伸法综合使用。

本法具有舒筋活血、滑利关节、松解粘连、增加关节活动度等作用。通过本法可以预防和治疗关节部位的痉挛、粘连、僵直等活动障碍性疾病，以及关节酸痛不适等功能性疾病。

（三）戳法

戳即戳按之意，是用手指或手掌在损伤部位快速按压的一种手法。戳法与按法不同，按法是固定不动向下按压，戳法是在向下按压的同时有轻微的滑动。临床上分为掌戳法和指戳法。

本法常用于治疗各关节的紊乱以及关节周围肌肉起止点的损伤。

（四）旋转法

旋转法是双手向相反方向用力，被动旋转躯体的一种手法。临床上可分为一般旋转法、快速旋转法和定位旋转法。

本法可纠正小关节的微细错动，滑利关节，解除粘连。多用于颈椎及胸腰椎的病症，如脊柱小关节紊乱症、椎间盘突出症、急性腰肌损伤、棘突炎等，尤其对于因颈腰椎小关节紊乱所致的颈肩腰腿痛有良好的治疗效果。

（五）弹拨法

弹，是用拇指和示指指腹相对提捏肌肉或肌腱再迅速放开使其弹回的一种手法；拨，是以指端置于肌肉等组织一侧，做与其走行垂直方向的滑动。二者可单独使用，也可综合应用。

本法具有舒筋活络、畅通气血、解除软组织粘连等作用。常用于浅表部位的肌肉损伤、粘连和肥厚增粗等症。

（六）㨰法

㨰法是用手背部在体表一定部位做连续往返滚动的一种手法。临床分为直㨰法和侧㨰法。

本法具有促进血液循环、舒筋活络、解痉止痛、消除肌肉疲劳的作用。本手法临床应用广泛，尤其适用于肌肉组织丰满的部位。

（七）扳法

扳法是用双手向同一方向或相反方向用力，使关节得以伸展的一种被动活动关节的手法。

本法具有解除粘连、纠正关节错位、滑利关节的作用。常用以治疗关节功能活动受限、颈肩腰腿痛等病症，对脊柱侧弯、生理弧度改变等也有整复作用。

（八）振法

振法是指以振动力作用于损伤部位，使该部位产生震颤感而治疗疾病的一种手法。

本法具有行气活血、祛瘀镇痛的作用。常用于治疗胸肋部轻度扭挫伤。

（九）击打法

击打法是指以拳、指或掌背部击打患处而治疗疾病的一种手法。根据治疗部位的不同可分别选用空拳击法、掌击法、拍打法、扇打法、劈法等。

本法具有舒散筋骨、解痉镇痛、消除疲劳的作用。多用于治疗肌肉酸痛、痉挛拘谨或用于强手法的后续治疗。

（十）点穴法

点穴法是以手指着力于某一穴位并逐渐用力下压的一种以指代针的手法。

本法具有方便易行、刺激有力又柔和、力量强弱易控制、对全身各经络的穴位都可应用的特点。临床上常与揉捻法配合应用，使之刚中带柔。

（十一）抖法

抖法是指用双手或单手握住患肢远端，轻轻用力做小幅度的上下连续颤动，使关节有舒松感。

本法具有疏通经络、滑利关节的作用。常用于四肢肌肉和关节的损伤、粘连或功能障碍性疾病。

（十二）推法

推法是指用指、掌或其他部位着力于人体一定部位或穴位上，进行前后、上下、左右的直线或弧线推进。

本法具有疏经通络、消瘀散结、活血止痛、缓解痉挛的作用。适用于风湿痹痛、肌肉拘急疼痛、软组织损伤等。

（十三）拿法

拿法是以拇指与其他四指相对，捏住某一部位或穴位并提起捏揉的一种手法。

本法具有疏通经络、解痉止痛、松解软组织粘连、解除疲劳的作用。常用于颈肩、四肢等部位，可治疗颈肩痛、四肢关节及肌肉酸痛等症。

（十四）按压法

按压法是用手掌、肘尖或足部着力在体表某一个部位，逐渐用力下压的一种手法。

本法具有疏通筋脉、解除筋脉拘紧、调整小关节紊乱的作用。

（十五）摩法

摩法是用手指或手掌附在体表的一定部位，进行环形而有节奏按摩的一种手法。作用力温和而浅在，仅达皮肤及皮下。

本法具有活血散瘀、消肿止痛的作用。

（十六）揉捻法

揉捻法指用大鱼际、掌根或指面于一定部位或某一穴位上，进行轻柔和缓的环旋运动。其作用力可达皮下组织，也可深达肌层。

本法具有解痉镇痛、松解软组织粘连的作用。多在疼痛部位局限、软组织粘连性疾病中或强手法后应用。

（十七）散法

散法指用掌根部着力于体表，腕部进行快速的左右摆动推进动作。

本法具有舒筋活血、散瘀消肿、解痉止痛的作用。常用于腰背、下肢的风湿痹痛，肌肉拘谨疼痛及强手法的善后治疗。

（十八）归挤法

归挤即归合相挤之意，是以双手掌或双侧拇、示指施力于患处，对称用力向中间挤合的一种手法。

本法具有消散筋结、舒筋止痛、调节掌跖间诸关节紊乱的作用。

（十九）搓法

搓法指以双手掌置于肢体两侧面，相对用力，进行方向相反的来回快速搓揉；或以拇指尺侧面及示指桡侧面在患部搓动。

本法具有疏通经络、行气活血、放松肌肉组织的作用。用于软组织损伤、肌肉拘挛痹痛或强手法后的善后治疗。

（二十）捋顺法

捋顺法指以手掌着力于肢体，做垂直方向的来回运动，从肢体远端推向近端为捋法，反之为顺法。

本法能捋顺筋脉，缓解软组织痉挛，常用于治疗四肢的软组织损伤、痉挛痹痛以及强手法后的辅助治疗。

孙树椿教授在不断地临床实践中，基于对基础手法的熟练运用及对人体组织结构的深入了解，将不同基础手法进一步组合并发展，形成为广大患者所称道的代表手法，如摇拔戳手法、胯骨里缝手法、归挤拍打牵拉法、坐位旋转法等。

二、十大部位的六十一个分套手法

（一）头面部

1. 头部手法

头部手法可舒筋活血，祛风解表，调整神经系统功能。

2. 颞颌部手法

颞颌部手法可松解粘连，使轻度移位的关节软骨盘和髁状突恢复原位。

（二）颈项部

1. 牵引揉捻法

本手法由牵引、揉捻、旋转颈部组成；适用于颈部急性软组织损伤、颈肌筋膜炎、落枕及各种类型的颈椎综合征；具有舒筋活血、散风止痛、缓解软组织痉挛等作用。

2. 拔伸推按法

以推按为主的此套手法可被动牵拉颈背肩部软组织，故对于软组织损伤后的组织僵硬、粘连有一定的作用。

3. 快速旋转法

快速旋转法迅速有力，适用于颈部肌肉较松弛的患者。

4. 坐位旋转法

坐位旋转法沉稳准确，易于掌握，大多数患者均可应用。

5. 卧位旋转法

卧位旋转较稳妥，有足够的牵引力，常用于寰枢椎半脱位的患者。

（三）胸部

1. 提端法

提端法常用于治疗肋软骨炎及肋骨挫伤。

2. 拍打法

拍打法常用于治疗肋软骨炎及肋骨挫伤。

3. 旋扭法

旋扭法可治疗胸壁扭挫伤（岔气）。

（四）腰背部

1. 捏脊法

捏脊法多用于腰背部肌肉劳损、痉挛等症，并可增强机体抵抗力，调节自主神经功能紊乱（如神经衰弱等），治疗消化系统功能紊乱所致的便秘、腹泻等，尤其对儿童的消化不良效果显著。

2. 推拍弯腰法

推拍弯腰法多用于损伤后腰前屈受限者。

3. 拔伸屈按法

拔伸屈按法多用于腰椎间关节损伤、骶髂关节扭挫伤及半脱位。

4. 三扳法

三扳法可广泛应用于腰部损伤如腰椎间盘突出症。

5. 腰腿戳按法

腰腿戳按法多用于治疗腰骶关节部的扭挫伤及微小错位。

6. 抖腰法

抖腰法通过快速抖动牵拉，使腰部肌肉放松，松解小关节的交锁、粘连，调整其错位。

7. 过伸推按法

过伸推按法多用于腰椎小关节紊乱症、腰椎间盘突出症、急慢性腰肌损伤等。

8. 仰卧晃腰法

仰卧晃腰法多用于腰部软组织劳损、腰肌筋膜炎等腰前屈功能受限者。

9. 伸膝蹬空法

伸膝蹬空法用于治疗腰椎间盘突出症、腰椎管狭窄症等所致的坐骨神经痛。

10. 坐位摇晃法

坐位摇晃法多用于治疗腰部急性扭挫伤而坐立困难、后伸受限者。

11. 滚床法

滚床法多用于治疗因椎间关节紊乱所致的脊柱功能性侧

弯、腰椎间盘突出症等。

12. 直立晃腰法

直立晃腰法用于治疗急性腰肌损伤、腰椎间盘突出症而腰后伸功能受限者。

13. 弯腰挺立法

弯腰挺立法用于治疗腰部损伤后前屈功能受限者及腰骶关节损伤者。

14. 挎打法

挎打法用于治疗腰部损伤后侧弯受限和一侧腰肌损伤者。

15. 背挎法

背挎法用于腰部损伤后后伸功能受限者。

16. 摇床法

摇床法可放松软组织的紧张，用于腰部扭挫伤、腰肌痉挛等症。

17. 腰部旋转法

腰部旋转法适用于腰椎间盘突出症、腰椎小关节紊乱症、腰椎滑脱以及腰部损伤后前屈功能受限者。

18. 踩跷法

踩跷法适用于身体强壮的腰背痛、腰腿痛患者。

19. 上胸椎手法

上胸椎手法主要治疗胸椎小关节紊乱、胸椎棘突炎、棘上韧带损伤等症；具有调整胸椎小关节错位、加快炎症吸收的作用。

（五）肩部

1. 肩前侧手法

本手法包括拔伸摇晃、揉捻戳按、左右摇摆等；主要用于治疗肩前侧软组织损伤，如肱二头肌长、短头肌腱炎，三角肌前束的损伤等；具有舒筋活血、消肿止痛、解除粘连的作用。

2. 肩上侧手法

本手法由拔摇、戳按、揉捻组成；主要用于治疗肩上部软组织损伤，如冈上肌、三角肌中束的损伤，肩峰下滑囊炎，肩锁韧带、喙肱韧带的损伤等。

3. 肩后侧手法

本手法由拔伸、揉捻、戳按等组成；主要用于治疗肩后侧软组织损伤，如肱三头肌腱炎、三角肌后束损伤等。

4. 肩胛部手法

本手法包括拔摇、戳按、顺散等；用于治疗肩提胛肌、大菱形肌、小菱形肌、斜方肌的损伤，以及这些部位的关节结构的微小错位等；具有梳理筋骨、解痉止痛、调整软组织结构紊乱的作用。

（六）肘部

1. 肘外侧手法

本手法由拔摇、揉捻、戳按等组成；主要治疗肱骨外上髁炎，以及桡侧伸肌腱损伤；具有舒筋止痛、解除粘连的作用。

2. 肘内侧手法

本手法由拔摇、揉捻、戳按等组成；用于治疗肱骨内上髁炎、前臂屈肌附着部的损伤等；具有舒筋活络、松解粘连的作用。

（七）腕手部

1. 腕尺侧手法

本手法由拔摇、揉捻、戳按、捋顺等组成；主要用于治疗腕尺侧软组织损伤，如腕尺侧韧带损伤、尺侧腕伸肌腱炎、尺侧腕屈肌腱炎以及尺侧腱鞘炎等。

2. 腕桡侧手法

本手法由拔摇、戳按等组成；治疗腕桡侧软组织损伤，如桡侧副韧带损伤，桡侧腕屈肌腱、腕伸肌腱损伤等。

3. 腕背侧手法

本手法有两套，主要用于治疗腕背侧软组织损伤，如腕部指伸肌腱损伤、腱鞘炎及腱鞘囊肿等，具有调整小关节的微小错位、梳理筋骨、消肿止痛的功效。

4. 腕掌侧手法

本手法是借助患者伤腕之力而完成的，用于治疗腕掌侧软组织损伤，如腕部指浅屈肌腱、指深屈肌腱的损伤。

5. 第一腕掌部手法

本手法由拔摇、揉捻、戳按等组成；用于治疗第一腕掌部的扭挫折伤以及此部位的韧带损伤、桡侧腕屈肌腱炎等；具有舒筋活络、调整腕掌部小关节的紊乱、解痉止痛的作用。

6. 第五腕掌部手法

本手法由拔摇、揉捻、戳按等组成；主要治疗第五腕掌关节部的扭挫伤，尺侧副韧带损伤，尺侧腕伸肌腱、腕屈肌腱的肌腱炎、腱鞘炎等；具有解除粘连、调整关节间的紊乱、消肿止痛的功效。

7. 下桡尺关节部手法

本手法由拔摇、归挤、戳按等组成；主要治疗下桡尺关节部位的损伤；具有舒筋消肿、调整关节间的微小错位的作用。

8. 腕掌部手法

此手法由拔摇、归挤等组成；用于治疗腕掌部软组织损伤及关节的微小错位；具有舒筋活络、纠正关节间的微小错位的作用。

9. 第一掌指关节部手法

本手法由拔摇、揉捻、戳按等组成；主要治疗第一掌指关节扭挫伤、拇长屈肌腱鞘炎；具有解除粘连、加快组织修复的作用。其他掌指关节的损伤也可参照应用此法。

10. 指间关节部手法

本手法由拔摇、揉捻等组成；主要治疗指间关节扭挫伤，包括伸肌腱、屈肌腱及侧副韧带的损伤。

（八）髋及大腿部

1. 髋前侧手法

本手法由拔伸、摇晃、屈按、推捋等组成；主要用于治疗髋及大腿前侧软组织损伤，如缝匠肌、股四头肌的损伤等。配合局部的弹拨、揉捻法还可治疗髂腰肌滑囊炎、大腿屈肌起点处损伤等疾患；具有缓解组织痉挛、舒筋活血、减轻疼痛的作用。

2. 髋后侧手法

本手法由拔伸、摇晃、屈按等组成；主要用于治疗髋后部软组织损伤，如臀肌筋膜炎等，配合局部的按揉、弹拨等法，可治疗坐骨结节滑囊炎、大腿伸肌起点处的损伤等；具有缓解痉挛、松解粘连的作用。

3. 髋外侧手法

此手法由拔摇、屈膝屈髋、外展处旋、戳按等组成；主要用于治疗髂胫束的损伤，以及损伤以后出现的下肢代偿性短缩等病证；具有缓解肌肉痉挛、减少疼痛之功效。

4. 髋内侧手法

本手法包括拔摇、按压、戳顶等；主要用于治疗髋关节一过性滑膜炎以及髋部损伤后下肢代偿性延长等；具有解除痉挛、舒筋活络的作用。

（九）膝及小腿部

1. 膝内侧手法

本手法主要包括拔伸、摇晃、揉捻、推按等；用于治疗膝关节内侧软组织损伤，如内侧副韧带损伤、内侧半月板损伤等；具有舒筋活血、促进炎症吸收之作用。

2. 膝外侧手法

本手法包括拔伸、摇晃、屈膝、戳按等；用于治疗膝关节外侧软组织损伤，如膝外侧韧带损伤、外侧半月板损伤等；具有舒筋活络、行气止痛作用。

3. 膝前侧手法

本手法由拔伸、摇晃、击打、推按、揉捻等组成；主要用于治疗膝前侧软组织损伤（如膝交叉韧带损伤）、脂肪垫损伤或肥厚、半月板损伤后引起的交锁、膝关节紊乱症等；具有纠正关节内微细错位、解除半月板的交锁、还纳嵌顿组织、活络止痛作用。

（十）踝足部

1. 踝前侧手法

本手法主要由摇、拔、戳等组成；用于治疗踝部前侧软组织损伤，常见的如距骨与邻近跗骨的微小错位或交锁、距骨周围软组织的损伤等，依据损伤部位的不同，分为踝前手法、踝前内手法、踝前外手法；均具有舒筋活络、消肿止痛、解除关节交锁、恢复距骨正常位置、利于组织修复的作用。

2. 踝内侧手法

本手法由拔摇、揉捻、戳按等组成；用于治疗踝部内侧软组织损伤，如踝内侧副韧带损伤以及踝关节的微小错位；具有舒筋活络、消肿止痛、松解粘连、调节关节的微小错位、加快组织修复的作用。

3. 踝外侧手法

本手法由拔摇、揉捻、戳按等组成；主要治疗外踝部软组织损伤，如踝外侧副韧带损伤、踝关节的微细错位等。

4. 足内侧手法

本手法由拔摇、按压、揉捻、戳按等组成；主要用于治疗足跗部内侧软组织损伤，如胫舟韧带、距舟韧带、楔舟关节周围软组织损伤及足舟骨半脱位等。

5. 足外侧手法

本手法由拔摇、揉捻、戳按等组成；用于治疗足外侧软组织损伤，如跗跖部外侧韧带的损伤，第四、五跖骨基底部周围软组织损伤以及骰骨半脱位等。

6. 足后侧手法

本手法包括捋顺法、劈打法；用以治疗足跟部软组织损伤，如跟腱的牵拉伤、跟腱炎等；具有促进局部血运、加快炎症吸收、松解粘连的作用。捋顺时要求着力点紧贴皮肤，力量均匀。劈法要有弹性和节奏感，部位要准确，医者腕部要灵活。

7. 跗跖关节部手法

本手法依动作顺序分为足背部踩法和足背部挤按法；主要用于治疗足背部软组织损伤，包括跗跖部外侧和跖间软组织损伤；具有舒筋活络、纠正跖间关系紊乱、促进组织修复的作用。

8. 足趾部手法

本手法包括拔摇、屈伸等；主要治疗足趾部软组织损伤，如跖趾、趾间关节的扭挫伤等；具有舒筋活络、解除关节紊乱的作用。

9. 足跟部手法

本手法包括滑顶、推捋、叩击等；主要用于治疗跟骨唇样骨质增生、跟骨滑囊炎、跖筋膜炎、足跟脂肪垫炎等跟痛症；具有舒筋活络、解痉止痛的作用。

第三章 方药、手法应用——
法古不泥，积慧立新

60余年来，孙树椿教授一直从事骨伤科的临床、科研和教学工作，善于灵活运用中西医两种方法进行骨伤科筋伤疾病的诊断和治疗；积极提倡中医手法的治疗，努力挖掘和发扬祖国传统医学特色。现将孙树椿教授对于筋伤疾病的相关学术思想概述如下。

第一节 临证方药特点

骨伤科医生善用手法，却非仅用手法；清宫正骨流派视手法、用药、练功、手术为其四大法宝，故孙树椿教授常言"七分手法三分药"，可见其对药物的重视。骨伤科的用药古来有之，隋唐以后在理、法上更成体系。《诸病源候论》"金疮病诸候"凡二十三论，对各病脉象、症状均有细致描述；至《理伤续断方》，更是强调对危重内伤先调气后补血，首创"四物汤"治伤损证。蔺道人对跌损内伤特别强调辨证论治，开创了攻下逐瘀、行气活血、养血活血、活血壮筋、补肾健骨的骨伤科治则和方药，许多名方至今都十分实用。

一、承恒德为医，研学术为民

近代名医章次公曾赠弟子朱良春十六字言："儿女性情，英雄肝胆，神仙手眼，菩萨心肠。"刘老用日常生活的点滴影响着孙树椿教授的成长：修炼高尚的医德、高明精湛的医技，这是行医之要。刘老临证中，搜寻总结数张古方用于骨伤疾患的调治；孙树椿教授传承后反复研读古方所在之医籍、汲众家之长，又不断临床实践、细观其效，总结出颈椎、腰椎、膝关节等不同部位、不同症状的适用方，应用于临床，反复验证，开发出诸多新药。孙树椿教授秉承医心一意，研制药方不为虚名、功利所扰惑，对学生倾囊相授、对医院尽心竭力、救治患者不遗余力，使得这些验方在中国中医科学院望京医院和很多相关单位广泛应用。

二、崇古而不泥，实践构理论

孙树椿教授从医已 60 余个春秋，他主张治学不尚浮华，但求实干，理论当需落地、结合实践，大胆设想、小心求证，方可推陈出新。其对气血、阴阳也十分重视，认为在筋伤疾病的临证中应注意三点——调气血为先；于瘀滞而言，则先血瘀而后气滞；无论气血、阴阳，平衡为要，故而当重视整体观与恒动观。

（一）调气血为先

因于"肢体损于外，则气血伤于内，营卫有所不贯，脏腑由之不和"（《正体类要》），故而虽为骨关节病，却当调和气血、平衡脏腑功能。正如王清任提出的"治病之要诀，在明白气血"，因为"无论外感内伤，要知初病伤人何物，不能伤脏腑，不能伤筋骨，不能伤皮肉，所伤者无非气血"，而气血之中，又以元气为重，"人行坐动转，全仗元气，若元气足则有力，元气衰则无力，元气绝则死矣"。孙树椿教授在手法中强调"轻巧柔和"就是为了呵护气血，用药亦当如此：峻猛的破血之剂内服时犹当谨慎，火热耗气之方用时当加佐使，苦寒大凉之品勿忘慎保元气。

（二）先血瘀而后气滞

"气为血之帅"，帅者自当先行，故而内科学常言"气滞血瘀"。骨伤学因其发病之不同，辨证亦有所差异，临证往往先血瘀而后气滞。如扭伤之初，定为血运障碍，瘀血妨碍气行，进而导致气滞，局部甚肿痛，皮色或未变，当以活血为要；待周余，瘀血散开，皮色青紫，此时痛已大减，局部胀痛不适，辨证当属气滞。此"肿"与"胀"、"血瘀"与"气滞"之先后、轻重之异。

（三）整体观与恒动观

《素问·疏五过论》有言："圣人之治病也，必知天地阴阳，四时经纪，五脏六腑，雌雄表里，刺灸砭石，毒药所主，从容人事，以明经道，贵贱贫富，各异品理，问年少长，勇怯之理，审于分部，知病本始，八正九候，诊必副矣。"孙树椿教授临证时强调整体观念，见腰痛当问下肢症状，见肩痛当观颈椎 X 线片，背痛往往不独在，上颈下腰当多兼顾。四肢九窍，血脉相传，一处壅塞不通，自有药物定向疏通，却亦需放眼宏观、思虑整体调治。

孙树椿教授常言，骨伤学研究的就是与运动系统相关的损伤和疾病，所以"运动"是个关键词，这个"动"在手法的应用中让介入时机和病种有了新的诠释，在用药中则需关注血行与气动，血分药破血、活血、行血、调血的差异和气分药益气、行气、理气、降气、散气、升气的不同，都需要慎思审辨。

三、组方有深意，颈腰膝各异

（一）颈椎 2 号方——颈痛颗粒

神经根型颈椎病困扰了很多伏案工作者，临床以肢体麻木为主症，查体常于 C5 ~ C6 水平触及痛性结节，按压局部疼痛，且痛、麻感可窜至上肢末端。清宫正骨流派的颈椎 2 号方恰针对此类疾患，且已研发出中成药——颈痛颗粒（国药准字 Z19991024），于 1999 年 2 月 13 日获得新药审批，现已广泛应用于临床。其药物组成：三七粉、川芎、白芍、延胡索、羌活、桂枝、威灵仙、葛根、黄芩、甘草。

项痹痛麻者，"痛则不通""血瘀为麻"，故而"血瘀气滞、脉络闭阻"为其主症，"活血化瘀、行气止痛"为其治则。方中三七为君，其微苦泄散、甘补温通，故而走守兼备，泄中兼补，化瘀而不动血、活血而不耗气，散血定痛最为上品。川芎、延胡索为臣，共辅三七之散血止痛之功。前者上行头巅、下走血海，内行血气、外散风寒，活血力强、止痛效佳，散寒除瘀皆备；后者性温，味辛苦，入心、脾、肝、肺经，乃活血、利气、止痛之妙品。白芍亦为臣，此处应用最为巧妙，项痹者常颈部僵硬不适，当养血调经、柔肝止痛为治，白芍恰有此功，其味甘、辛，性温，擅祛风除湿、柔肝解痉，疗痹痛挛急必不可少。羌活、桂枝、葛根、威灵仙、黄芩各司其职共为佐。羌活、葛根定位在项上，合桂枝以坚筋骨、通血脉、导百药；威灵仙则止痛解肢麻；又统观全方，一派温散之品，当以黄芩在上佐制之。方尾加甘草为使，调和诸药。方以调气血为先，活血为要，又慎观全局有散有收、有温有凉、以动为本、不忘恒稳，故而临床收效颇佳。

（二）脊柱 2 号方——腰痹通胶囊

与颈椎 2 号方相对应的是治疗腰痹的脊柱 2 号方，也就是中成药腰痹通胶囊（国药准字 Z20010045）的原身，其药物组成：三七粉（冲）、川芎、延胡索、白芍、独活、狗脊、盐杜仲、桑寄生、牛膝、炒白术、黄芩。

较之前方，此方之君臣皆未改变，故而主证亦为"血瘀气滞"，治则仍为"活血止痛"。此病位于腰，属下焦，其瘀滞更为深入，故用药力度加强，此方之三七用量较颈椎 2 号方大。佐药独活、狗脊、盐杜仲、桑寄生引药物归于下，"腰为肾之府"，固肾强腰之品必不可少，此四者坚肾养血又补气，实为补肾强腰止痛之佳品。牛膝以根入药，生用可活血通经，《本草纲目》记载其"滋补之功，如牛之力"。此处具体应用川牛膝还是怀牛膝当因人制宜：若其人肾虚证显，则用怀牛膝以补肝肾、强筋骨；若其人虚象不显，舌红苔黄，则应用川牛膝为佐使之品，配合黄芩清解之功以引火下行。方中尚入白术，此为药中上品，以补气健脾为长，用于此处，与仲景用甘姜苓术汤治肾著之病——"身体重，腰中冷，如坐水中……久久得之，腰以下冷痛，腹重如带五千钱"有异曲同工之妙。腰痹之患临证多痛又俯屈不利，在活血强腰止痛之外，当感悟温阳健脾应用之巧。

（三）颈椎 3 号方——天眩清

清宫正骨流派治疗颈椎病的中药中还有一个比较好用的验方就是颈椎 3 号方，此方是流派中最能展现六经辨证思维的方剂，也正在进行新药的研发与申请。该方针对的颈椎病以眩晕为主症，临证常于颅底寰枢关节或 C3 棘突旁触及痛性结节。其病位在项部，属少阳与太阳；其病机在于太阳门户不守、邪气袭项，加之少阳枢机不利、木气过升，挟诸邪上扰清阳，发为晕眩；故而治以调少阳之"枢"，以"和"为法。其药物组成为：天麻、钩藤、白芷、川芎、丹参、葛根、黄芩、细辛、延胡索、柴胡、薄荷。

此方以天麻、钩藤平肝止眩，针对主症为君药；白芷、川芎入太阳经，驱邪守太阳之门户，合柴胡、葛根定位在项部，缓解项背强紧；柴胡、黄芩、薄荷疏达木气，调少阳之枢纽，恢复气机升降平衡。细辛辛温、芳香气浓，善走窜，通彻表里上下，虽有小毒却通窍力强，上开脑窍最宜。丹参、延胡索为血药，前者味苦性微寒，归心、肝经，其一味功同四物，故而既可祛瘀通经，又可凉血除烦而安心神；后者味辛微苦性温，入肝、胃、肺经，为祛瘀止痛之佳品。二者配伍入肝经调血，意取"血行风自灭"，以止风木之亢；又其一温一寒相互制约，去性存用之法是也。

统观全方，有潜阳之品却无重镇之虞，疏风温经却无燥热之弊，行血舒肝却无妄动之忧，方中温凉走守均有顾及，组方彰显以"和"为贵。其临床虽主要针对椎动脉型颈椎病，却对良性位置性眩晕、更年期头晕沉等症均有较好疗效。

（四）膝洗方——筋骨止痛凝胶

早在仲景时代就提出，"千般疢难，不越三条……若人能养慎，不令邪风干忤经络，适中经络，未流传脏腑，即医治之，四肢才觉重滞，即导引、吐纳、针灸、膏摩，勿令九窍闭塞；更能无犯王法、禽兽灾伤，房室勿令竭乏，服食节其冷、热、苦、酸、辛、甘，不遗形体有衰，病则无由入其腠理。"其中应用药物作为介质增加手法疗效给了我们很多提示。孙树椿教授针对临床膝骨关节炎疼痛明显者研发的膝洗方即基于此理论。此为外用方，药物组成为：乳香、没药、红花、海桐皮、威灵仙、伸筋草、路路通、苏木、牛膝、黄柏、苍术、细辛、花椒、香附。

上药以数层纱布包裹后外淋 100 ml 高度白酒，继而入药锅中加水煎煮，水开后改小火煮约 20 分钟，稍冷却，温度合适时取出药包局部热敷，可配合神灯照射辅助药力，药汁可反复用纱布蘸取外敷，一剂药物可应用 2 ~ 3 天。方中药物以活血理气、祛风除湿、通络止痛之品为主，故其通经止痛效果奇佳，适用于膝关节轻中度疼痛、僵硬、活动不利者。

为了方便临床使用，该方已经研发出凝胶剂（国药准字 Z20200003），为棕褐色半固体凝胶，使用时将其均匀涂抹于膝关节表面，轻揉局部后皮肤表面形成一层薄膜，保留 20 分钟左右清洗即可。

（五）滑膜炎方

相较于膝洗方，对于膝关节肿胀明显者，孙树椿教授有另一个消肿止痛、祛风利湿的方剂，即滑膜炎方，药物组成为：桃仁、当归、红花、赤芍、泽泻、粉萆薢、黄芩、紫花地丁、防风、牛膝、茯苓、麸炒苍术、香附、甘草、白芍。

此方由萆薢渗湿汤、防风汤和桃红四物汤加减而成。以萆薢、泽泻、苍术、牛膝发挥其渗湿消肿之力；配合防风、甘草、当归、茯苓、黄芩以祛风通络，散寒除湿，解关节之伸屈不利；合桃仁、红花、白芍、香附之力，以活血祛瘀，通经止痛；赤芍、紫花地丁清热解毒，凉血消肿。"伤于湿者，下先受之"，临床见到滑膜炎、膝关节积液，以局部肿胀疼痛、屈伸障碍为主的病证可以酌情应用本方。

四、得道桴鼓应，证合疗效现

骨伤科临证亦当有中医思辨过程，传承技艺的同时要感悟其内涵，总结技艺之道，从术的层面加以提升，方能有所精进。孙树椿教授走过的 60 余载医路，就是在不断继承、学习，又不断思考、总结的过程中逐步升华的，以"承生民之大任"为志，刻苦"继往圣之绝学"，方能"臻人生之至境"，成就一届骨伤大家。于我们后学者而言，当下自需力博医源，怀敬畏之心模仿、吸收其知识经验，让症、证、药合，令如拔刺雪污，提高疗效。

第二节　常见筋伤疾病的手法治疗经验及总结

一、摇拔戳手法——治疗踝关节损伤

摇拔戳手法属于孙氏筋伤手法的踝足部手法，孙氏筋伤手法的脉系源流可追溯至清代内务府所辖的上驷院绰班处。"绰班"为满语，译为汉语即为"正骨医生"，"绰班处"即"正骨处"，此为宫廷正骨流派的雏形。后经过德寿田、桂祝峰、文佩亭、刘寿山等几代人对正骨手法的研习传教，发展到现在的宫廷正骨流派。孙树椿教授师从刘老，深得其传，精通正骨之术，并在长期的临床实践中，根据中医骨伤学中筋骨损伤则脉络破损，血离经而成瘀，血瘀则气滞及"欲合先离"的理论，创造出了一套独特的摇拔戳手法，用于治疗急性踝关节扭伤，其手法讲究"轻巧柔和"。手法中的转摇，可以松解病变关节周围痉挛的肌肉韧带，使卷缩、扭转、错缝的筋归其位，行其槽，司其职；手法中的拔伸，可以使踝关节间隙增宽，有利于受损间隙组织的修复；手法中的戳按，可以促进局部瘀血散开，防止瘀血机化，促进局部血肿的吸收，同时还有复位之功能。诸法的组合应用相辅相成，可拨乱反正，整复错缝，舒筋理筋，达到"通则不痛"、恢复踝关节功能活动的目的。

（一）操作标准

患者坐位或仰卧位，伤肢伸出床外，助手双手固定患者的踝部上方，医者双手握住其足部，双手拇指按压在伤处。医者首先将足踝顺时针环转摇晃6～7次，在与助手相对拔伸的同时将足内翻，随即将足再外翻，同时双手拇指戳按损伤部位。然后医者再将足踝逆时针环转摇晃6～7次，在与助手相对拔伸的同时将足内翻，随即将足再外翻，同时双手拇指戳按损伤部位（图3-1）。一次手法完成。上述手法操作要在患者疼痛不加重的情况下完成。本手法隔日 1 次，2 周为 1 个治疗周期。

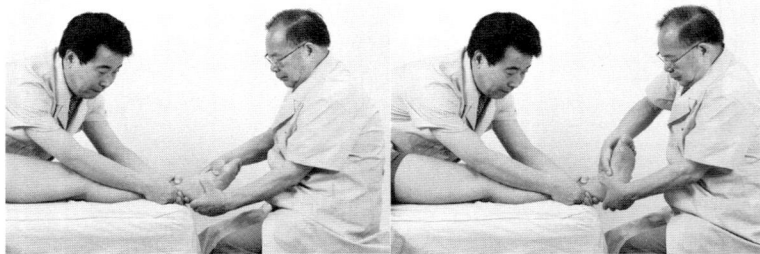

图 3 - 1　摇拔戳手法操作标准

摇拔戳手法除通用手法外，还可根据不同的损伤部位细分为内翻背屈法、外翻背屈法。

（1）内翻背屈法：适用于踝关节内翻扭伤（外侧副韧带损伤）。术者一手固定外踝，另一手握住足部，在踝关节轻度内翻姿势下，用拇指向前推揉外踝周围的软组织，使局部筋络舒松。先将踝关节过度内翻，再将踝关节过度背伸，后将踝关节过度跖屈。术者一手握住患踝固定，用另一手处于功能位的 2、3 指依次拔伸患足的 1～5 趾。

（2）外翻背屈法：适用于踝关节外翻扭伤（内侧副韧带损伤）。术者一手固定内踝，另一手握住足部，在踝关节轻度外翻姿势下，用拇指向前推揉内踝周围的软组织，使局部筋络舒松。先将踝关节过度外翻，再将踝关节过度背伸，后将踝关节过度跖屈。术者一手握住患踝固定，用另一手处于功能位的 2、3 指依次拔伸患足的 1～5 趾。

（二） 操作特点

摇拔戳手法的操作具有"轻、巧、柔、和"的特点。轻，主要是指动作要轻，不用暴力手法而达到治疗的目的，使患者在心理上易于接受；巧，是指用"巧力"进行筋伤手法治疗，并巧妙利用患者的心理；柔，是指手法用力柔和，强调刚中有柔，柔中有刚，刚柔相济；和，就是心手相和，即"机触于外，巧生于内，手随心转，法从手出"。

（三） 注意事项

手法整体操作以拇指、示指、中指用力为主，其中拇指为主要施力者，示指及中指为托踝部分（次要施力者），无名指及小指仅起到辅助托起踝部的作用。摇法操作要富有节奏性、均匀性、连贯性，要与患者做好配合，不可动作生硬、使用蛮力。拔伸戳按操作用力要轻，动作要缓，操作时要结合伤处具体情况顺势而为；戳按操作时以患者感到患处有沉重感或酸痛感但仍可耐受为度。

（四） 临床研究

在北京市中医药科技发展资金项目（项目编号：JJ2011-76）的资助下，课题组采用多中心、前瞻性平行随机对照的研究方法，客观评价摇拔戳手法治疗外侧踝关节扭伤的有效性及安全性。研究共纳入外侧踝关节扭伤患者 108 例，手法组及冰敷组均治疗 2 周，以 VAS 评分、踝部功能评分和伤踝肿胀程度作为疗效评价指标。结果显示：从治疗后第 1 天开始，手法组 VAS 评分、肿胀程度及踝部功能评分均较治疗前有显著差异，手法组总有效率为 51.85%，冰敷组总有效率为 34.62%。治疗后第 7 天、第 14 天及 3 个月随访时，手法组 VAS 评分、肿胀程度及踝部功能评分均优于冰敷组，各访视点手法组总有效率分别为 90.74%、92.59%、98.15%，且研究过程中手法组未发生不良事件，表明摇拔戳手法治疗外侧踝关节扭伤疗效确切、起效时间快、安全性高。

（五）基础研究

在国家自然科学基金面上项目（项目编号：81473694）的资助下，课题组采用运动捕捉技术结合力学测量手套对摇拔戳手法的操作特征进行了量化研究，在中国中医科学院望京医院门诊、急诊收集 60 例踝关节扭伤患者，记录每位患者的一般信息、身高、体重、体重指数、足周径及踝周径。借助于摇拔戳手法在体数据同步测量系统，分别对 60 例患者进行在体手法操作，采集并提取摇拔戳手法操作的力学、运动学参数，进而分析摇拔戳手法的操作特征。本研究确定出了适合摇拔戳手法量化操作过程的 Marker 点固定新方案，明确 Marker 点的数量及位置的选择、Marker 点粘贴的牢固性、相机的位置调整是运动捕捉技术在踝部手法量化领域应用成功的关键点，借助于运动捕捉技术成功制作了一套完整的、清晰的摇拔戳手法操作仿真动画，使手法的操作过程更加直观化、可视化、细节化，有利于初学者对手法操作的理解和把握。同时获取了规范的摇拔戳手法操作参数值及力-时间曲线图，并从数据化层面总结出摇拔戳手法各操作环节的特点及影响因素，具体如下：摇拔戳手法操作以拇指、示指、中指用力为主；摇法操作时，拇指与示指、中指交替用力，力的大小变化富有节奏性、均匀性，用力的频率、周期始终处于稳定的水平；拔戳操作时，拇指与中指戳按时的用力大于拔伸时的用力，而示指拔伸时的用力大于戳按时的用力；摇法操作结束后，随之进行拔伸及戳按操作，三个动作之间衔接紧密而连续，没有时间停顿，但摇法操作的速度大于拔戳操作的速度；患者体重与手法操作中摇法作用力大小呈正相关性。同时，本研究发现摇拔戳手法操作时手指的最大作用力为 34.72 N，小于造成踝部韧带损伤的载荷（100 N），因此，摇拔戳手法的操作是安全的。在此基础上，通过机械制作工艺，设计研发出摇拔戳手法的模拟操作装置及操作评估系统，为初学者的手法规范化操作提供了客观评价标准。

（六）机制研究

基于患者的踝关节 CT 影像学资料，本团队建立踝关节有限元模型，并根据患者伤踝不同节点分解动作的力与角度参数，加载于基础有限元模型生成分解动作有限元模型。提取踝部韧带弹性模量变化规律及踝关节各骨骼接触面的应力分布云图，分析摇拔戳手法治疗踝关节扭伤的作用机制。建立了验证有效的外侧踝关节扭伤"骨错缝、筋出槽"有限元模型，通过对扭伤后的踝关节屈伸活动时关节面、韧带应力的数值变化的直观显像，间接反映了"骨错缝、筋出槽"的病理状态，弥补了传统影像学无法显示"骨错缝、筋出槽"的弊端。此外，借助外侧踝关节扭伤"骨错缝、筋出槽"模型，分别计算踝关节在不同时间点（手法治疗前、初次治疗后、治疗疗程结束后 2 周）、不同活动状态下（跖屈、背伸、内翻、外翻）踝关节面的应力分布情况及距腓前韧带所能承受的应力大小。研究结果显示：在踝关节跖屈状态下，手法治疗前、初次治疗后、治疗疗程结束后 2 周的踝穴关节面的应力分布面积分别为 90.72 mm^2、100.8 mm^2、180 mm^2，表明踝关节面的应力分布逐渐变得均匀，此即"骨错缝"的病理状态逐渐转变为"骨正"生理状态的过程。在踝关节跖屈、背伸、内翻、外翻状态下，手法治疗前、初次治疗后、治疗疗程结束后 2 周的距腓前韧带承受应力的能力逐渐增强，其中跖屈状态下增强最为显著（受力分别为 244.6 N、296 N、335.2 N），此即"筋出槽"的病理状态逐渐转变为"筋柔"生理状态的过程。筋骨理论是摇拔戳手法治疗外侧踝关节扭伤的理论基础，该研究从生物力学层面阐释了摇拔戳手法"整复错缝、舒筋柔筋"的内涵，推动了摇拔戳手法治疗外侧踝关节扭伤规范体系的科学化进程。

（七）进展情况

课题组拟采用医工结合、多学科合作的研究方式，在前期研究的基础上，从摇拔戳手法操作量化、生物力学模型建立、手法模拟操作评价系统研发、手法模拟评价系统效用评价及推广应用五个部分进行研究，旨在为摇拔戳手法传承、操作评价及应用推广提供客观、科学的模式，从而弥补传统教学模式的不足，进而促进摇拔戳手法的传承及临床应用推广。

二、胯骨里缝手法——治疗骨盆歪斜

胯骨里缝手法是治疗胯骨里缝伤筋的一种手法，刘老将胯骨缝分为里缝、外缝、前缝、后缝。本手法主要包括拔摇、按压、戳顶等。主要用于治疗髋部损伤后下肢代偿性延长等所致骨盆歪斜。具有解除痉挛、舒筋活络的作用。手法应用得当，症状即可缓解。

（一）胯骨里缝筋伤的病因病机

里缝位于坐骨结节后下方 2 横指处。如果有蹾、振、颤、拐外伤，胯部必然受到挫伤，若再逢跌伤崴扭，必致里缝筋伤。里缝筋伤多见于儿童，因损伤而使髋关节滑膜或脂肪（哈佛森腺）嵌顿于关节间隙内，致使下肢处于外展、外旋位，同时为了减轻对嵌顿滑膜或脂肪的压迫，骨盆出现代偿性倾斜，使伤肢呈假性"延长"，引起跛行。另外髋部和大腿肌肉的神经支配是腰丛和骶丛，所以腰骶部有疾患时因患侧不能承重也可出现患侧下肢呈假性"延长"，骨盆也会出现代偿性倾斜。

（二）胯骨里缝筋伤的临床表现

胯骨里缝筋伤后，患者行走时患胯可出现酸软乏力，轻度疼痛症状，若再受挫伤，患者患胯疼痛、发胀症状加重，自觉患肢较健肢长，步履困难，伤足拖地而行，更严重者，患髋活动受限，不能活动而现横行状。患者仰卧躺正，检查可见双足跟不齐，患肢显长。

（三）胯骨里缝筋伤的诊断依据

（1）胯部或腰部有外伤史。

（2）胯部或腰骶部疼痛、功能受限。

（3）双下肢不等长，患肢显长。

（4）患胯坐骨结节后下方2横指处压痛。

（5）患胯无红、肿、热、胀症状。

（6）X线片：患髋局部关节囊可能有肿胀表现，关节间隙及股骨头无异常表现。

（四）疾病鉴别

1. 胯骨外缝筋伤

胯骨外缝在臀外侧部位，外缝筋伤实际上是臀肌筋膜和阔筋膜张肌、髂胫束的疾患。其临床表现是"伤腿短"，感觉患侧臀部隆起。

2. 胯骨前缝筋伤

胯骨前缝在髋关节的前面，前缝筋伤实际上是指缝匠肌的损伤。其临床表现为：行走时身体向前倾，前脚掌着地，足跟不能着地。

3. 胯骨后缝筋伤

胯骨后缝的部位在秩边穴周围，后缝筋伤实际是指臀中肌、梨状肌、上孖肌、下孖肌、闭孔内肌的损伤。其临床表现为：行走时髋部酸软无力，躯干前倾，患髋外展、外旋功能受限；秩边穴周围压痛明显，且微微隆起；患者仰卧时伤腿不能伸直，伸直必痛，伸直后不能抬起。

（五）胯骨里缝手法操作要点

（1）患者仰卧位。医者站在伤侧，一手握踝一手扶按髋部。

（2）在牵引力下，环转摇晃下肢数次（图3-2）。

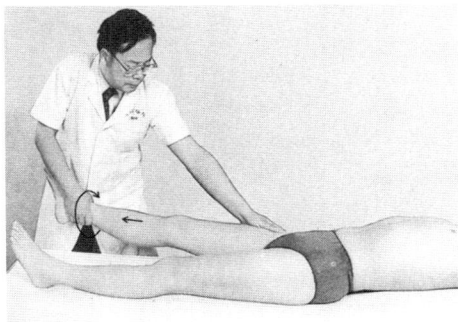

图3-2　拔伸摇转

（3）扶髋之手改肘屈，按压患者膝关节，使之屈膝屈髋（图3-3）。

（4）握踝之手改以拇指顶住里缝用力戳顶，并同时嘱患者伸直伤肢，此时可以感觉到拇指会从里缝滑至坐骨结节部位（图3-4、3-5）。

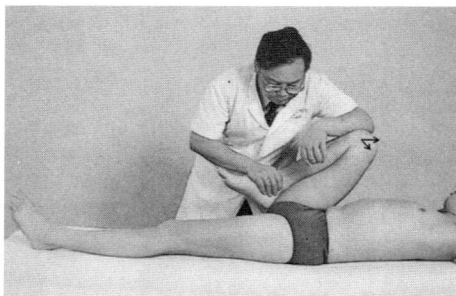

图 3－3　患者屈膝屈髋

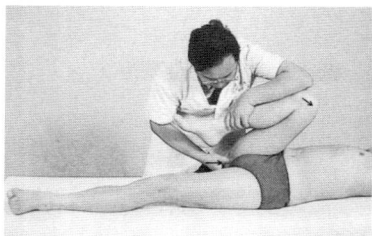

图 3－4　寻找里缝

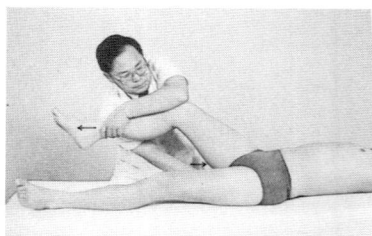

图 3－5　拔伸戳顶

（六）手法操作注意事项

（1）此手法有效与否的操作关键是拇指能否顶按住里缝，即要找准部位。

（2）戳按过程要与伸直伤肢操作协调，在拇指滑移的过程中泄力。

（3）戳按的力度要掌握好，既不能很痛也不能不痛，以局部肌肉无紧张或以儿童无哭啼为度。

（七）手法治疗后处理

（1）减少跑跳运动，避免髋关节的过度外展外旋。

（2）嵌顿时间较长者或托马斯征阳性者应卧床休息1~2周。

（3）也可以应用膏药外敷。

三、弯腰挺立法、推拍弯腰法、坐位晃腰法——治疗腰骶关节损伤

弯腰挺立法、推拍弯腰法、坐位晃腰法都是在转移患者注意力的情况下，施术者突然给患者一个作用力，从而使患者腰骶关节发生的骨错缝通过间接作用力得到纠正的一种整复类手法。弯腰挺立法、推拍弯腰法仅仅适用于腰骶关节损伤导致的前屈功能受限的患者。坐位晃腰法仅仅适用于腰骶关节损伤导致的后伸功能受限的患者。

腰骶关节损伤是临床上的常见病，本病大抵属于中医学"闪腰""扭腰""腰部伤筋""瘀血腰痛"之范畴，是腰骶部软组织损伤的一种疾病。此法应用得当，适应证掌握准确，可以获得立竿见影的效果。

（一）腰骶关节损伤的病因病机

腰骶关节为人体直立性脊柱结构的枢纽，为活动性腰椎转变为固定性骶椎、前突腰椎转变为后突骶椎的过渡部位。因此，腰骶部受外力的影响也比其他部位大。为了对抗这种不良影响，维持腰骶关节的稳定性，该部有许多深浅不同、位置各

异的韧带，如前纵和后纵韧带、关节囊、腰骶韧带、棘间韧带、黄韧带等，这些韧带受到重力冲击可发生损伤。

腰骶关节的活动，主要是前屈、后伸和侧弯，旋转活动较少。第五腰椎下关节突和第一骶椎上关节突的方向因人而异：有的和人体的矢状面相平行，所以脊柱的前屈、后伸、侧弯和旋转都较灵活；有的和人体的冠状面相平行，因而脊柱的侧弯和旋转，就受一定的限制；有的人两侧关节不对称，因而两侧活动方向和范围不协调，这也是腰骶关节容易发生损伤的原因之一。

当人体弯腰持重或弯腰拾物，或抬持重物左右歪斜、前俯后仰时腰骶关节易发生错缝或紊乱，从而使腰骶关节的韧带或关节囊受损伤，称为腰骶关节损伤。

（二）腰骶关节损伤的临床表现

腰骶关节损伤后即感腰骶部疼痛，不敢直腰，直腰时多以单手或两手叉腰，或以手支撑膝关节，以减少腰骶关节活动，步行迟缓，表情痛苦，甚则咳嗽、说话或打喷嚏时均感疼痛加重，按之伤处，筋肉僵硬。慢性腰骶关节损伤多因急性损伤日久失治，或治不得法而转变成慢性损伤。慢性损伤者较急性损伤者症状为轻，久站久坐及弯腰时疼痛加重。胸部虽能转动，但腰骶部疼痛，筋僵。晨起腰痛减轻，劳累后加重，腰部沉重，酸痛无力，缠绵不休。

（三）腰骶关节损伤的诊断依据

1. 急性腰骶关节损伤

（1）有弯腰受损病史。

（2）腰骶部疼痛。

（3）腰椎活动度受限明显。

（4）L5～S1 棘间压痛、叩击痛明显。

（5）屈膝屈髋试验阳性。

（6）腰椎 X 线片可见腰椎骶化或骶椎腰化或骶椎裂等畸形，L5～S1 关节突关节面不对称，有腰椎侧弯、腰椎失稳等征象，排除骨质破坏及骨折征象。

2. 慢性腰骶关节损伤

（1）有急性腰骶关节损伤病史。

（2）腰骶部酸痛，劳累后加重。

（3）腰椎活动度轻度受限。

（4）L5～S1 棘间压痛阳性。

（5）屈膝屈髋试验阳性。

（6）腰椎 X 线片可见腰椎骶化或骶椎腰化或骶椎裂等畸形，L5～S1 关节突关节面不对称，有腰椎侧弯、腰椎失稳等征象，排除骨质破坏及骨折征象。

（四）发病机制

腰骶关节位于活动度较大的腰椎与甚少活动的骨盆交界处，也是腰椎生理性前凸与骶椎生理性后凸的交界处，此部位杠杆作用力大，易受损伤；腰骶部为躯干活动枢纽，无论行走、站立或坐位均负重，易造成腰骶关节紊乱。目前，关于腰骶关节紊乱的研究认为：①腰骶关节在脊柱运动过度时承受较大压力，关节内压力发生变化，形成小关节位移；②大量小神经纤维和神经末梢分布在关节囊周围，脊柱受伤、炎症时局部神经敏感，神经释放化学刺激物引起疼痛。

腰骶关节属微动关节，椎间关节的方向呈矢状位，但向下逐渐变为斜位，至 L5~S1 几乎呈冠状位。腰骶关节的活动以腰骶椎小关节为枢轴，肌肉为动力。腰骶椎负重量与活动量较大，当腰椎扭伤或劳损造成腰骶椎小关节改变时，一个轻微的外力作用就可导致小关节的正常位置改变，即位移，发生腰骶关节紊乱（错缝）。同时，在同一关节内，上、下端的压力变化不一致。在活动时，作用在小关节的压力，不是集中在关节内的上端，就是在下端，这种受力不均匀的现象，是形成小关节位移（紊乱）的一个重要内在因素。显微解剖的观察证实，腰神经后内侧支在走行过程中紧邻后关节及横突间韧带，易受椎间活动的影响，后关节错位后，位于上关节突外侧的骨纤维管可以发生扭曲，使管内神经、血管受压；L5 后内侧支的行程有其特殊性，它行经骶骨上关节突外侧与骶骨翼内侧之间的骨沟内，当后伸或局部炎症时，L5 下关节突的下端可压迫行经其下方的后内侧支，引起腰背痛。如有先天畸形等解剖上的弱点，更易造成腰骶关节紊乱。腰骶关节紊乱未能及时治疗或治疗不当，会引起组织粘连而残留慢性腰痛。腰骶关节的稳定性有赖于椎间盘、关节囊、棘间韧带、前纵韧带、后纵韧带及其周围肌肉的维持。脊柱的劳损、退行性变、椎间盘变性，致使小关节承载力增加，最后导致小关节的无菌性炎症的改变。椎间盘在人 20 岁时即开始退变，在人 30 岁以后退变逐渐明显。由于髓核内的水分减少及纤维环的弹性降低，终可导致小关节微细解剖关系的变化及关节囊的松弛。因此，当腰骶关节出现前屈和旋转的不协调动作时，后关节间缝张开，较松弛的关节囊（纤维层和滑膜层）进入后关节腔，关节滑膜嵌入其中，则形成滑膜嵌顿，在伸直脊柱的过程中被嵌夹在关节面之间。因关节囊分布有脊神经后支支配的丰富的感觉神经纤维，对机械性卡压或无菌性炎症的刺激均极为敏感，因而会产生剧烈疼痛。

（五）疾病鉴别

1. 急性腰肌损伤

急性腰肌损伤是腰骶部软组织损伤的一种疾病，其临床表现与腰骶关节损伤相似，二者的主要鉴别要点如下。①腰肌呈紧张状态，常见一侧肌肉高于另一侧；②压痛点位于髂嵴后部或第三腰椎横突处，同时可扪及腰部紧张的肌肉；③直腿抬高试验可能阳性，但加强试验阴性。

2. 急性腰部韧带损伤

急性腰部韧带损伤是腰骶部软组织损伤的一种疾病，与腰骶关节损伤相比，其特点如下。①损伤时可自觉腰部有一清脆响声或撕裂样感觉，常呈现断裂样、刀割样或针刺样锐痛；②局部可出现肿胀、瘀斑；③直腿抬高试验和屈膝屈髋试验均可呈阳性；④若合并棘上韧带、棘间韧带断裂时，棘突间距可增宽；⑤如为髂腰韧带损伤，在髂嵴后部与第五腰椎间三角区有深压痛，屈腰旋转活动受限明显；⑥腰椎 MRI 可以显示相应韧带的损伤。

3. 急性腰椎关节突关节损伤

急性腰椎关节突关节损伤是腰骶部软组织损伤的一种疾病，与腰骶关节损伤相比，其特点如下。①急性腰椎关节突关节损伤的压痛点位于棘旁两侧或一侧稍下方，以及关节突关节的部位；②强迫性姿势明显，腰椎向一侧凸；③腰椎各个方向的活动度受限均较明显，拒绝做腰部各种试验。

4. 骶髂关节损伤

此病与腰骶关节损伤的临床表现有相似之处，临床上容易混淆，骶髂关节损伤的临床体征特点如下。①行走姿态，跛行明显，自觉两下肢不等长；②站立姿势，躯干向健侧倾斜，以健肢负重，患肢足尖着地，手扶患髋以减少活动及疼痛；③坐位姿势，伤侧臀部不敢着凳，健侧臀部着凳，同时两手支凳以减少负重；④坐位腰椎活动度较站立位为大；⑤压痛点位于髂后上棘的下方，且髂后上棘较对侧升高或降低；⑥ "4" 字试验、骨盆分离试验、床边分离试验可为阳性；⑦骨盆正位 X

线片示两髂后上棘高低不等，斜位片可见骶髂关节间隙加宽，凸凹关系紊乱。

（六）弯腰挺立法、推拍弯腰法、坐位晃腰法的操作要点

1. 弯腰挺立法

（1）患者两足分开与肩同宽站立。

（2）医者左足在患者两足之间，站在患者背后，两手扣拢抱住患者的少腹部（图3-6）。

（3）施术时，使患者直膝向前弯腰至保护性不能弯曲时，再嘱患者将腰缓缓伸直，并向后背伸，同时将患者抱起，此时医者用左侧髋部抵住患者腰部痛处，然后突然放手，使患者落地站稳（图3-7~3-9）。

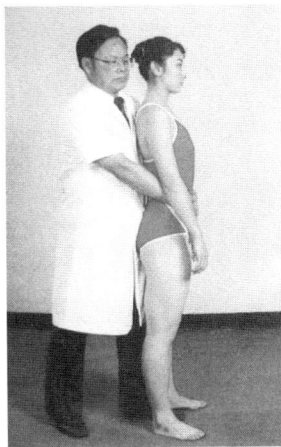

图3-6 施术前准备

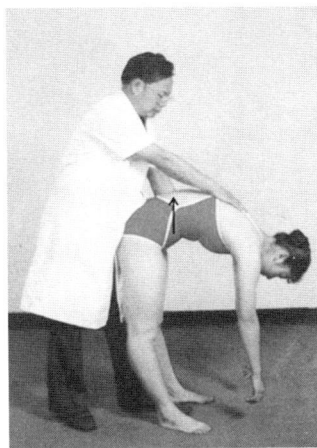

图3-7 弯腰

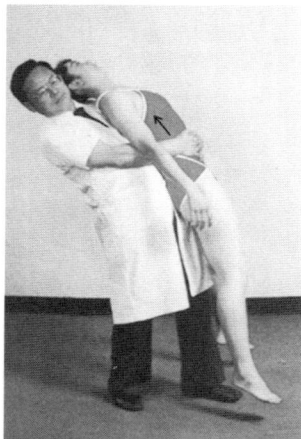

图 3-8 抱起患者，
腰向后伸

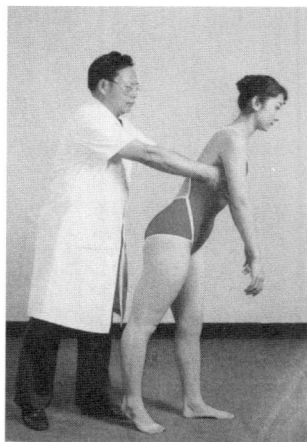

图 3-9 突然放手，使
患者双足落地站稳

（4）此手法起效的关键点是医者抱起患者并用髋部抵住患者腰部痛点时爆发力的大小。

（5）上述方法可以反复操作 2~3 次。

2. 推拍弯腰法

（1）患者直立，双手高举站立在床边，面向医者（图 3-10）。

（2）医者站在患者的前方，扶患者两肩，左右旋转数次后，用两手掌轻轻拍患者胸部，在患者不注意之时，双手掌猛然推患者双侧髂骨前部，使患者跌坐在床上（图 3-11、图 3-12）。

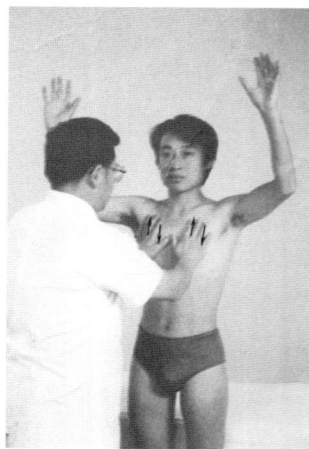

图 3-10 准备动作

（3）此手法起效的关键点是医者推患者双侧髂骨前部时爆发力的大小。

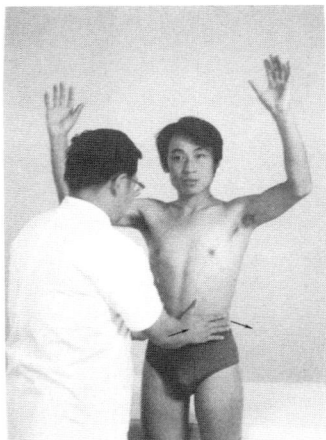

图 3－11　治疗动作　　　　　图 3－12　结束治疗

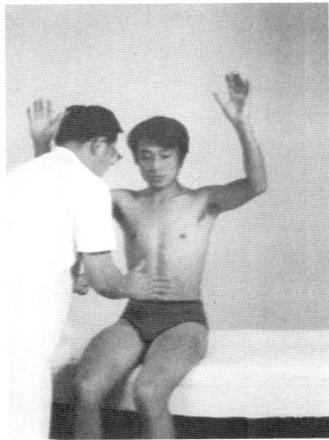

3. 坐位晃腰法

（1）患者坐凳上，助手蹲在患者前方，用双手按住患者两大腿近端的前方。

（2）医者站在患者背后，两臂从患者两腋下穿过，抱住患者躯干，并用膝关节抵住患者腰痛部位。

（3）施术时，先环转摇晃患者躯干 6～7 次，再向后上方将患者提起，并向斜后方倾斜，使患者腰部做扭转动作。先向患侧倾斜，再向健侧倾斜（图 3－13、图 3－14）。

（4）嘱患者将双下肢伸直。医者站在患者侧方，一手按住颈部，使患者尽量向前弯腰，用另一手掌由上至下沿脊柱两旁推揉痛处 6~7 次（图 3 – 15）。

（5）按背部之手绕过患者胸前，抱住躯干，使腰部伸直，另一手掌捂住腰部痛处，用力戳按（图 3 – 16）。

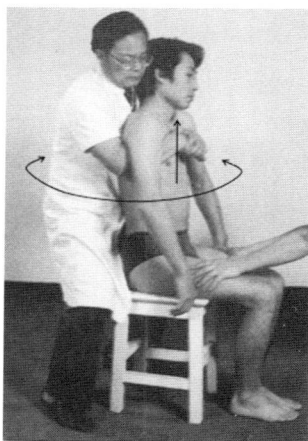

图 3 – 13　摇晃提端

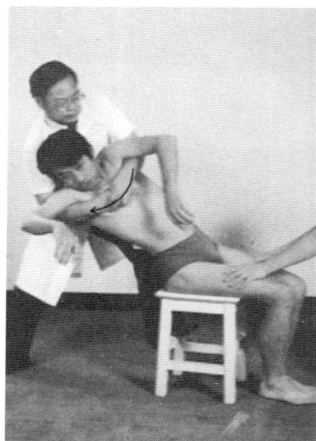

图 3 – 14　斜扭

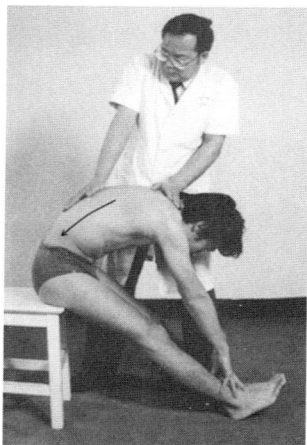

图 3 – 15　推揉

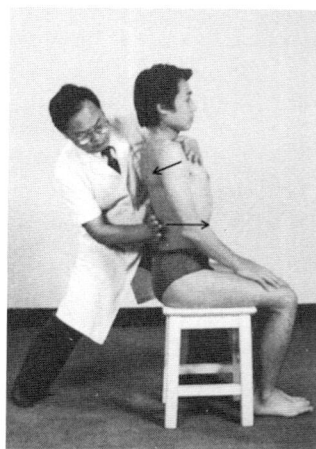

图 3 – 16　后伸戳按

（6）此手法起效的关键点是膝关节抵住患处及向上提拉时所用合力的大小及协调程度。

（七）手法操作注意事项

（1）弯腰挺立法、推拍弯腰法的适应证是腰骶关节损伤前屈受限的患者。

（2）弯腰挺立法应用时要防止患者跌倒摔伤，应用于老年人时，足跟与地面的距离不要太大，避免患者落地时腰椎骨折。

（3）推拍弯腰法仅仅适用于年轻人，老年人慎用，应用于女性患者时要注意拍打部位。

（4）坐位晃腰法的适应证是腰骶关节损伤后伸受限的患者。

（5）应用坐位晃腰法时禁用暴力，特别是老年人，防止造成骨折及腰部新的损伤。

（八）手法治疗后处理

（1）避风寒，禁劳累。

（2）在无痛范围内适当运动。

（3）局部可以热敷、理疗处理。

（4）症状消失后要加强腰背肌功能锻炼，防止复发。

四、颈椎旋转手法——治疗颈椎病

颈椎病是一种常见的颈段脊柱慢性退行性疾病。常在中年以后发病，男性多于女性。本病又称颈椎退行性关节炎、颈肩综合征或颈椎综合征等。它是指颈椎间盘退行性变以及继发性椎间关节退行性变所致脊髓、神经根、椎动脉、交感神经等邻近组织受累而引起的相应临床症状和体征。颈椎旋转手法是针对颈椎疾病的一种整复类手法。

（一）疾病分类

颈椎病按病变部位、范围以及受压组织的不同，分为如下类型。

1. 颈型颈椎病

颈型颈椎病作为颈椎病的一个分型目前在国内尚有争议。国内赵定麟、潘之清等人均支持颈型颈椎病这一分型方法，其根据患者表现出来的临床症状，将以颈部症状为主的颈椎病，列为颈型颈椎病。本书亦支持这一分型方法，此型虽症状不重，但临床较为常见，可能为其他型颈椎病的前驱表现。

2. 神经根型颈椎病

神经根型颈椎病是颈椎病中最常见的一种分型，在颈椎病中的占比约为 60%。其临床上可分为急、慢性两种，多表现为受累神经根支配区的皮肤感觉异常，肌力减弱，肌肉萎缩及腱反射减弱。

3. 椎动脉型颈椎病

椎动脉型颈椎病在颈椎病中的占比为 20% 左右，其症状复杂、变化多端，易与多种疾患相混淆，在椎动脉造影前常难以确诊。该病的发病年龄较其他类型的颈椎病高，多在 45 岁以上，而且发病率随年龄的增大有平行上升的趋势，症状亦随年龄增加而日益加重。

4. 交感型颈椎病

交感型颈椎病临床表现复杂多样，多为主观症状，诊断上缺乏特异的客观指标，故先前认为该型颈椎病的发病率较少，随着对交感型颈椎病认识的不断深入，发现其并不少见，约占颈椎病总数的 10%。由其他病因引起的头部、肩部、上肢或胸腔脏器等的交感神经紊乱症状，实际上都属这类疾病范畴。

5. 脊髓型颈椎病

脊髓型颈椎病约占颈椎病总数的 10%，多见于中老年人，男多于女。本病的症状较为严重，致残率较高，轻者可丧失部分或全部工作及学习能力，较重者可出现四肢瘫痪、卧床不起，影响生活。本型颈椎病发病后多无神经根型颈椎病样疼痛，且常易和其他疾病相混淆，因而来诊较晚，以致延误治疗时机，故脊髓型颈椎病的早期诊断、早期治疗十分重要。

6. 混合型颈椎病

临床上将具备两型或两型以上颈椎病临床症状和体征者称为混合型颈椎病。如神经根型和脊髓型同时存在者可称为混合型，椎动脉型与神经根型同时存在者亦称为混合型，在某些情况下也有三型共存的情况，我们也称之为混合型。混合型颈椎病在临床上不少见，据统计，约占颈椎病总数的 20%。以交感型合并其他型颈椎病者更为多见。因为混合型颈椎病的症状表现复杂，故诊断、鉴别诊断、临床辨证分型均较困难，因此诊治该病时一定要详细询问病史、仔细查体，以免误诊误治。

7. 其他型颈椎病

临床上除了前面介绍的 6 种颈椎病外，还有其他类型的颈椎病，如颈椎椎体前缘骨赘压迫或刺激食管而引起的以吞咽困难为主要临床表现的颈椎病，即食管压迫型颈椎病，还有一种以三角肌和肱二头肌无力为主要临床表现的颈椎病，称为肌萎缩型颈椎病，其主要病因是 C5 神经根脊髓前角或前根受压或缺血。目前就食管压迫型颈椎病是否为颈椎病的单独分型，争议仍颇多。有人认为此特殊类型颈椎病发病较少，往往难以明确诊断，故不予列入颈椎病的分型。虽然这种类型的颈椎病临床上较少见，但由于对其研究的临床报道不多，临床医师对其认识也不足，常易导致误诊和漏诊，给患者带来不必要的经济和精神负担。

（二）颈椎病的病因病机

引起颈椎病的原因是多方面的，归纳起来主要有：①颈椎的退行性变；②颈部损伤；③椎动脉本身因素；④交感神经因素；⑤软组织因素；⑥颈肌因素。

随着社会的发展，工作和生活方式的改变，颈椎病的发病呈现普遍化、年轻化的趋势，北京市劳动卫生与职业病防治研究所（现为北京市疾病预防控制中心）的一项职业安全调查显示：既往多发于中老年人的颈椎病，正逐年趋向低龄化，其中，40 岁以下计算机相关行业的工作人员占颈椎病发病人数的 50% 以上。目前，颈椎病发病机制尚未完全明确，尽管国内外许多学者认为颈椎间盘退变是其发病的根本原因，但颈椎间盘退变仅仅是其发病的直接病因，或称二级病因，还有许多重要的一级病因引起颈椎病发病。肌肉组织的异常在其发病中的作用与颈椎骨质和颈椎间盘一样不容忽视，颈肌病变对颈椎病发病及进展影响的相关研究刚刚起步。本文重点对颈肌因素与颈椎病的关系作一浅析。

1. 现代医学的认识

（1）应用解剖和生理病理特性。颈椎椎体及椎间盘没有主动力学行为，颈肌是运动的动力，颈椎的运动及不同姿势需要肌肉或肌群的外源性支持。以起止点及功能的不同，颈肌分头 – 颈肌、颈 – 颈肌、颈 – 肩肌、头 – 肩肌四组。头 – 颈肌包括枕下肌、头夹肌、头长肌、头棘肌和头半棘肌。枕下肌群对枕寰、寰枢关节的稳定性有重要意义。颈 – 颈肌包括骶棘肌的颈段、棘横间肌、横突间肌及颈长肌。主要作用为伸展颈椎，维护颈椎生理曲度，是保持椎间稳定性最重要的肌肉。颈 – 肩肌包括颈夹肌、肩胛提肌、大菱形肌、小菱形肌、前斜角肌、中斜角肌、后斜角肌。头 – 肩肌包括颈阔肌、斜方肌及胸锁乳突肌。

颈肌是高度复杂、灵活、协调的肌群，具有如下鲜明的生理病理特性。①灵敏而肌力小：颈肌肌束小而薄，故其肌力小；反应灵敏，对风寒湿邪及炎症反应敏感。早期充血、水肿，痉挛疼痛，晚期出现瘢痕挛缩，肌力减退。肌力小则不能承受过激的运动和外力。②灵活而耐力差：颈肌肌腹长、肌腱短，除项韧带外缺乏强有力的致密肌肌腱，多以肌筋膜附于骨突处，机动灵活，舒缩自如，能高度协同地完成头颈部各种运动，但耐力差，不能长时间超负荷工作。③协同而易失衡：颈肌在头颈肩之间呈复杂的多层次立体交叉分布。头颈的任何动作均靠双侧的伸肌、屈肌共同协调完成。任何局部出现损伤，易影响整体的协同一致，导致头颈运动功能障碍。④多重神经支配，毗邻重要神经血管：颈肌多接受来自多根脊神经的神经纤维支配。颈肌痉挛、急性炎症水肿可直接压迫、刺激毗邻的神经、血管，也可影响颈神经的前、后支。临床上可既有颈肩、上肢的皮肤浅感觉障碍，又有运动功能障碍、肌力改变。

（2）颈肌病变原因。①慢性劳损：此是一种长期的超限负荷，长时间低头是引起慢性劳损的重要原因。②天气因素：寒冷天气可使颈肌处血管收缩、血流量降低，妨碍组织的代谢和废物的排出，出现渗出、水肿、粘连等病变。③感染炎症：颈部急慢性感染时，炎症直接刺激并累及颈肌，出现痉挛、坏死、纤维化、肌力减退。④退变：随年龄增加，颈部神经肌肉反应性降低，颈肌易出现劳损和痉挛。⑤精神因素：驾驶员、危险岗位和高压力工作人员等，精神长时间高度紧张，肌肉紧张、血管收缩、颈肌缺血易出现病变。⑥颈肌急性损伤：损伤局部水肿、渗出、充血，肌群痉挛，治疗不当或反复发作而出现病变。⑦其他因素：如神经肌肉性疾病、内分泌疾病等均可使肌肉退变、肌力减退。

（3）生物力学失衡。生物力学研究证实：颈椎的正常生物力学平衡破坏可导致颈椎病。颈椎的生物力学平衡包括静力平衡及动力平衡，前者是指颈脊的两柱或三柱结构之间力的平衡，后者为椎外肌肉或肌群之间力的平衡。动力平衡失调可改变颈椎间盘正常的力学状态，加速其退变，在维持颈椎动力平衡中，浅肌群较深肌群重要。急性损伤、劳损、炎症、天气、精神过度紧张及不良生活习惯皆可致颈肌平衡失调，若长期得不到纠正，即可影响颈椎静力平衡的稳定，造成整个颈椎的功能紊乱，稳定性丧失和生理弧度改变，引起一系列相应症状。在颈椎病发病机制中，颈椎动力平衡失调出现早且较静力平衡失调重要。失去静力平衡，颈椎的变化比较缓慢；而失去动力平衡，颈椎即不能维持其正常的功能，并且，动力平衡可以补偿静力平衡。正常自然体位状态下，颈椎处于最佳受力状态，长期低头位改变了其原有的内在应力平衡，长时间的累积作用，造成颈椎失稳、大中血管牵拉变形或受压影响血供，也可加速椎间盘退变，最终导致颈椎病。

（4）生物化学失衡。颈椎的运动及不同姿势需要肌肉或肌群的外源性支持。多种病变因素均可使肌肉正常新陈代谢受到影响，发生一系列组织学和生物化学变化，导致颈肌生物化学失衡。研究表明椎间盘退变起源于蛋白多糖水分的下降，随后出现由胶原构成的纤维环组织的退变。切除动物颈部肌群3个月后，发现胶原酶活性、丝氨酸酶活性明显增高，椎间盘中蛋白多糖含量明显减少。风寒湿引起的颈肌无菌性炎症和长期低头所致慢性劳损，使椎间盘中诱导型一氧化氮 RNA 表达增加，参与痛觉病理过程并对椎间盘退变产生影响，导致颈部酸胀疼痛及颈椎病的产生。Wharton 对颈椎病患者和正常人的颈部浅层、深层肌肉进行检查。研究组肌肉从术中获得，对照组从无颈椎疾患及神经肌肉障碍疾患尸体获得。电镜显示：研究组肌纤维萎缩，大量线粒体积聚，少部分线粒体还包含圆形或椭圆形的特异性嗜银性包涵体，这些病理特征随病变严重程度的升高而愈加明显。郭良云利用肌球蛋白 ATP 酶染色方法，研究正常人和退变性颈椎失稳患者颈后深部肌肉的组织化学特征，发现退变失稳患者肌球蛋白 ATP 酶染色肌纤维轮廓不清、横截面有小空泡，说明正常功能受到影响。

2. 中医学的认识

中医学将颈椎病归于"痹证""项强""颈筋急""颈肩痛"等范畴，强调肌肉软组织在颈椎病发病机制中的重要作用。《灵枢·五变》云"粗理而肉不坚者，善病痹"，《济生方·痹》亦云"皆因体虚，腠理空疏，受风寒湿气而成痹也"，外受风寒邪气，痹阻经脉，气血不畅，筋脉失养，发生本病。《素问·宣明五气论》曰"久视伤血，久卧伤气，久坐伤肉，久立伤骨，久行伤筋，是谓五劳所伤"，视、卧、坐、立、行超过生理限度即成为致病因素，使颈部肌肉受损。《仙授理伤续断秘方》有"劳伤筋骨，肩背疼痛"的论述。《证治准绳》云"颈项强急之证，多由邪客三阳经也，寒搏则筋急，风搏则筋弛，左多属血，右多属痰"，认为颈部肌肉肌力不平衡易导致力学失衡引发颈椎病。《类证治裁》云"肩背痛不可回顾，此手太阳经气郁不行，宜散之"，太阳经循肩背与颈连，其气郁结，气血循行受阻，营卫不得宣通，不通则痛；气滞血瘀、血脉不通，久之失养，筋脉不荣，不荣亦痛。故《杂病源流犀烛》云"筋急之原由血脉不荣于筋之故也"，《黄帝内经》亦云"脉弗荣则筋急"。《张氏医通》云"有肾气不循故道，气逆夹脊而上，致头肩痛。或观书对弈久坐而致脊背痛"，指出长期低头伏案，颈部负荷过度可致颈椎病。《证治准绳》云"颈痛头晕非是风邪，即气挫，亦有落枕而成痛者……由挫闪及久坐而致颈项不可转移者，皆由肾气不能生肝，肝虚无以养筋，故机关不利"，认为诸如闪挫、久坐、失枕等慢性劳损因素均可阻遏气机，使气停血瘀痰阻，筋脉失养，导致颈项疼痛、清窍失养形成颈椎病。

3. 孙树椿教授的观点

孙树椿教授认为，颈椎病的病因病机复杂，骨性组织与软组织的劳损退变、代偿与失代偿，生物力学与生物化学平衡的失调，互相联系，互为因果，共同形成颈椎病的两大发病机制。颈肌在颈椎病发病和治疗的每一阶段都发挥着重要作用，开始可能是病因，最终又是症状的体现者。颈椎病初发症状多为肌性症状，如头颈肩背部疼痛不适，活动受限，查体见颈肌紧张度增高，椎旁、肩胛内上角、肩胛间区压痛，影像学检查可见颈椎不同形式的移位，多由颈肌痉挛或挛缩等长期的不良应力使颈椎内外平衡失调所造成。颈椎特有的枕下肌群损伤痉挛引起寰枕、寰枢关节失稳，压迫和刺激椎动脉和枕大、小神经，引起颈性头痛、头晕。枕颈部压痛点常位于枕下肌群的附着点。肩胛提肌劳损引起上位颈椎失稳，肩胛内上角压痛明显；菱形肌劳损引起下位颈椎及颈胸交界处失稳，肩胛间区压痛明显。这也是临床上引起肩背痛的最常见、最直接的原因。斜角肌痉挛表现为肌束呈条索状，颈部旋转、侧屈受限。颈肌易感受风寒湿邪，易受周围炎症的影响。部分颈臂痛患者发病时合并上呼吸道感染、慢性咽炎、颈肩酸痛不适、"项背强几几"。颈肌痉挛时触诊呈条索状、结节状，压痛明显。颈肌慢性劳损在其起止点多出现骨质增生，触之有硬结，酸楚不适。

孙树椿教授认为在颈椎病的临床治疗中，应始终坚持筋骨并重、动静结合和整体观念。颈肌既是一个整体，又是一个局部，恢复生物化学平衡和生物力学平衡，对发挥其生理功能有重要意义。通过正规的推拿手法、医疗体操、理疗、药物等手段改善颈肌的营养代谢、肌力、肌张力状态，常获较好疗效，所以应引起足够重视并加强基础研究，在基础研究未能取得突破的情况下，应加强临床经验的总结和摸索，不断完善和丰富对颈肌、颈椎病的认识，探求颈肌因素在颈椎病发病中的意义。

本病多见于 40 岁以上的中老年患者，肝肾不足、颈脊筋骨痿软是本病发生的内因，颈部外伤、劳损及外感风寒湿邪等是引起本病的外因。

孙树椿教授将中医学中关于颈椎病病因病机的论述，概括为如下几方面。

（1）风寒湿侵袭：风为百病之长，寒性收引、凝滞，湿性重着，风寒湿三邪夹杂侵袭颈部筋肉，使颈筋气血凝滞，经络闭阻，筋脉不舒而发生颈项疼痛。

（2）血瘀气滞：由于颈部筋肉急性损伤或慢性劳损，颈筋损伤撕裂，血不循经，溢于脉外，瘀阻不行，气机受阻，不通则痛，而发为本病。

（3）脾肾虚寒：脾主运化，化生气血，肾主藏精，脾肾之阳气相互温煦，故谓"先天生后天，后天养先天"。脾肾阳虚，虚寒内生，气血生化不足，精血亏虚，筋骨失于濡养，每易遭受风寒湿邪侵袭而使经络闭阻，不通则痛。

（4）肝阳上亢：肝为刚脏，主升发，肾主水，肝与肾的关系是肝肾同源，乙癸同源，若素体肝肾亏虚，水不涵木，不能制约肝阳，以至亢逆于上，肝风内动，上扰清窍，则致头涨痛、眩晕、失眠。

（5）痰浊中阻：肾阳亏虚，阳虚水停，加之风邪侵入，风痰相搏、阻滞经络，或风痰上扰清空，或痰湿阻于中焦，而见头痛、眩晕，或脘闷不舒。

（6）气血虚弱：年老体弱或久病劳损以致气血虚弱，不能濡养经筋，营行不利，相搏而痛，肌肉、筋脉失于濡养则可使肩臂麻木不仁，血虚不能上荣可见头晕、面色不华。

（7）肝肾亏虚：素体虚弱或年老体衰，肝肾亏虚，筋骨失健，筋弛骨痿，气血不足，循行不畅，或因疲劳过度，或因复遭风寒侵袭，从而导致经络受阻，气血运行不畅，筋肉僵硬疼痛而发病。此为本虚标实之证。

（三）颈椎病的临床表现

1. 颈型颈椎病

此类颈椎病多见于青壮年人，个别情况下也可见于中老年人。颈部酸、胀、痛不适，自觉有头部不知放在何种位置好的感觉。颈部活动受限或强迫体位，肩背部僵硬发板。部分患者可反射性地出现短暂上肢感觉异常，咳嗽、喷嚏时疼痛加重，麻木不加重。

2. 神经根型颈椎病

此类颈椎病多在 30 岁以上发病，起病缓慢，病程较长，可因劳累、损伤而急性诱发。多见于 C5～C6、C6～C7 椎间。颈肩臂疼痛可为持续性隐痛或酸痛，也可为阵发性剧痛，或为针刺样、烧灼样疼痛。咳嗽、喷嚏等腹压增高的动作可使疼痛加重。下颈段的病变可出现肩臂手沿神经根分布区的疼痛和麻木，疼痛多呈放射性。感觉障碍与根性痛相伴随，以麻木如隔布样、感觉过敏或感觉减弱等为多见。病程较长者可有患肢肌力减退，握物不稳。如同时伴有交感神经损害，可出现患侧手指肿胀、头痛、眼痛、出汗等症状。

3. 椎动脉型颈椎病

此类颈椎病的特点是头痛、头晕且常可因颈部的突然旋转而加重。头痛多偏一侧，以颞部多见。疼痛多为跳痛、涨痛。头晕较为多见，可伴有耳鸣、耳聋等迷路症状。当在某一体位转动颈部时，患者可因肌张力突然消失而跌坐在地，随后清醒，可立即站起、意识清楚。此类颈椎病往往还伴有自主神经紊乱症状：恶心、呕吐、多汗或无汗、流涎；心动过缓或心动过速、胸闷、胸痛或 Horner 综合征阳性；视力减退、视物模糊或失明；发音不清、吞咽障碍、喝水反呛、声音嘶哑；神经衰弱、记忆力减退等，严重者可出现锥体束受累和共济失调的表现。

4. 交感神经型颈椎病

交感神经型颈椎病以交感神经兴奋的症状为主，如头痛或偏头痛，有时伴有恶心、呕吐，患者常诉说有脖子支撑不住自己头部的感觉。眼部的症状表现为视物模糊，视力下降，眼窝涨痛，流泪，眼睑无力，瞳孔扩大或缩小。耳部症状常表现为耳鸣、听力减退或消失。还可有心前区痛、心律失常、心动过速和血压升高等心血管症状。如为交感神经抑制症状，主要表现为头昏、眼花、流泪、鼻塞、心动过缓、血压下降及胃肠胀气等。

5. 脊髓型颈椎病

此类颈椎病多见于中年患者，患者多有颈部慢性劳损的病史，或落枕病史，或颈部外伤史。颈部症状不多，或仅有轻微的颈部不适。多先表现为一侧或两侧下肢麻木、无力，双腿沉重发紧，步态不稳、笨拙，行走时有踏棉感。继而表现为一侧或双侧上肢麻木、疼痛无力、握力减退、持物易坠，不能完成精细动作，如扣纽扣、夹花生米等。常见颈部发僵，颈后伸时上肢或四肢窜麻，胸腹部或骨盆区有束带感。严重者行走困难，二便失禁或尿潴留，甚则四肢瘫痪，卧床不起。部分患者可表现出交感神经症状，如头晕、头痛、半身汗出。

6. 混合型颈椎病

混合型颈椎病多见于中老年人，以体力劳动者多见。具有两型或两型以上颈椎病的症状和体征（具体表现见前述各型颈椎病的临床表现）。

7. 其他型颈椎病

吞咽困难：①轻度，仰头时吞咽困难明显，低头时减轻，当吞服硬质食物时更加困难，有的可表现为食后胸骨后有烧灼感和刺痛感；②中度，不能吞食硬质食物，只能吞食软质食物，或流食、半流食；③重度，只能进食牛奶、豆浆、水等液体。颈部肌肉酸痛、紧张，或伴有神经根型、椎动脉型、脊髓型或交感型颈椎病的表现，尤其以交感神经紊乱症状较为多见。

肌萎缩型颈椎病以上肢三角肌、肱二头肌无力为主要临床表现，有时也可伴有轻度疼痛或麻木症状。

（四）诊断依据

1. 颈型颈椎病

颈部僵直，患者颈部多呈"军人立正"姿势，颈椎活动受限，椎旁肌、斜方肌、胸锁乳突肌有明显压痛，患椎棘突间亦有明显压痛。椎间孔挤压试验及臂丛神经牵拉试验均为阴性。

X线检查：颈椎生理曲度变直，椎间关节失稳，出现双边征、双突征等。

2. 神经根型颈椎病

颈肌紧张，颈部变直，常处于某一保护体位，被动、主动活动均受限，颈后伸时易诱发疼痛。病变节段之颈椎棘突及棘突旁压痛明显，甚至可出现放射痛。斜方肌、冈上肌、冈下肌、菱形肌等处可找到压痛点。严重者患肢肌力减退，肌张力降低，肱二头肌、肱三头肌腱反射及桡骨膜反射减弱，椎间孔挤压试验阳性，臂丛神经牵拉试验阳性。

X线检查：正位片可见钩椎关节增生；侧位片可见颈椎曲度变直、反张、椎节不稳，出现双边征、双突征、项韧带钙化、椎间隙变窄、椎体后缘骨质增生等表现；斜位片可见钩椎关节增生、椎间孔变窄、变形、关节突关节增生等表现。

CT 检查：可清楚地显示颈椎椎管和神经根管狭窄，椎间盘突出及脊神经受压情况。

MRI 检查：可以从颈椎的矢状面、横断面及冠状面观察椎管内结构的改变，对脊髓、椎间盘组织显示清晰，但关节突增生内聚以及软组织骨化情况显示不如 CT 清晰。

神经肌电图检查：受累的神经根支配肌节可出现低电压、多相运动电位等。正中神经、尺神经的传导速度可有不同程度降低。颈椎退变增生的节段不同，受累的神经根亦有所不同，临床上最常见的是 C5 ~ C6 与 C6 ~ C7 节段。

3. 椎动脉型颈椎病

颈肌紧张、痉挛。病变椎体节段处棘旁可有压痛，颈部不敢活动，否则会使头晕、头痛明显加重。若病变累及脊髓或神经根时则会出现相应的体征。斜方肌及胸锁乳突肌痉挛发硬。旋转试验可加重患者的头晕、头痛症状。

X 线检查：侧位片较重要，可见椎间关节增生，椎间隙变窄，颈曲变直或反张，椎间节段失稳；正位片可见椎体棘突歪向一侧；斜位片可见钩椎关节增生、椎间孔变窄、变形。注意要常规拍摄张口位片，观察寰枢椎是否有移位。

经颅多普勒检查：可见椎基底动脉供血不足或障碍的表现，对本型颈椎病的诊断有重要意义。

椎动脉造影检查：可由肱动脉或股动脉插管至椎动脉处注

入造影剂，如见椎动脉扭曲、狭窄（骨赘压迫），可考虑手法治疗。椎动脉造影多用于手术前定位。

脑血流图检查：对椎动脉型颈椎病的诊断有参考价值。多在颈椎自然位置和转颈位置分别检查，如出现主波峰角变圆、重搏波峰低或消失，主波上升时间延长，波幅降低则可提示椎基底动脉区缺血性改变。

脑电图检查：脑电图检查对椎动脉型颈椎病的诊断意义尚在探索研究阶段。有报告说本病 80% 有低电压活动，并可在颞部见到转移性慢波及小尖波。

4. 交感神经型颈椎病

头颈部转动时颈部和枕部不适与疼痛的症状可明显加重。压迫患者不稳定椎节的棘突可诱发或加重交感神经症状。

X 线检查：X 线检查除显示颈椎常见的退行性改变外，颈椎屈、伸位检查可证实有颈椎节段不稳，其中以 C3 ~ C4 椎间不稳最常见。

CT、MRI 等检查结果与神经根型颈椎病相似。

5. 脊髓型颈椎病

颈棘突上或棘突旁压痛，颈后伸、侧弯受限。下肢肌张力增高，肌力减退。躯干部有感觉障碍，但不规则，临床上不能按感觉出现障碍的水平定位病变节段。下肢多有感觉障碍。生理反射如肱二头肌反射、肱三头肌腱反射、桡骨膜反射、跟腱反射、膝跳反射均亢进。病理反射如霍夫曼征、踝阵挛、髌阵挛、巴宾斯基征、查多克征皆阳性。浅反射如腹壁反射、提睾反射多减退或消失，肛门反射常存在。部分患者可出现感觉分离，即同侧触觉、深感觉障碍，对侧痛、温觉消失但触觉正常。此多在脊髓半侧受压而引起的 Brown-Sequard 综合征中出现。

X 线检查：颈椎正位、侧位及双斜位片可见颈椎曲度变直或向后成角，多节椎间隙狭窄，椎后缘骨质增生、钩椎关节增生致椎间孔变窄、项韧带钙化。侧位片上椎管矢状径与椎体矢状径比值小于 0.75，可认为有椎管狭窄。椎管正中矢状径数值多在 13 mm 以下。

CT 检查：可见椎体后缘骨赘，或后纵韧带骨化、黄韧带肥厚或钙化，颈椎间盘突出。椎管正中矢状径数值小于 10 mm，提示椎管绝对狭窄，脊髓受压。

MRI 检查：MRI 对颈椎间盘退行性变以及脊髓受压迫程度均能较清晰地显示。T2 加权像可见间盘髓核信号减低，突入椎管、硬膜囊受压，出现压迹。在 T1 加权像下的矢状面和轴状面上，均能清晰地显示脊髓受压程度，硬膜囊变形和蛛网膜下腔狭窄情况。长期脊髓受压，T1 加权像上表现为低信号，T2 加权像上表现为高信号或局限性高信号灶。此外 MRI 亦能显示骨质增生及神经根和椎间孔改变。

6. 混合型颈椎病

X 线检查：可见颈椎广泛骨质增生、椎间隙变窄、钩椎关节增生、椎间孔变窄、椎体节段失稳、项韧带钙化等。

必要时可行 CT、MRI、椎动脉造影、经颅多普勒超声等辅助检查。

7. 其他型颈椎病

X 线检查：颈椎侧位片可见颈椎椎体前缘有典型的鸟嘴样骨赘，或相连形成骨桥。好发部位多在 C5～C6 间隙。钡餐透视可清晰地观察到食管受压狭窄的程度及狭窄的部位。肌萎缩型颈椎病行颈椎 CT 或 MRI 检查可以明确 C5 神经根的脊髓前角或前根是否有受压或缺血表现。

（五）疾病鉴别

1. 原发性偏头痛

偏头痛的病理生理基础是颅内动脉先收缩，之后舒张性改变，其发病与 5-羟色胺代谢紊乱有密切关系。与局部型颈椎病的鉴别要点是：典型偏头痛的发作先兆是视力障碍，如出现闪彩、暗点、偏盲、黑矇等，一些患者甚至失语、感觉异常等。先兆期短者几分钟，长者半小时，伴有血压升高。之后出现剧烈偏头痛，疼痛常在颞、额、眼眶等处，为涨痛、跳痛或血管波动性头痛，可伴有恶心、呕吐、眩晕、汗出、腹痛等症状，每次发作持续数小时，随后症状消失。偏头痛可有家族史，有人认为只限于女性遗传，部分患者在月经期前后发病，无颈部压痛，颈椎 X 线片无特异性。局部型颈椎病颈部剧痛，放射到枕顶部或肩部，头颈活动受限制，一侧严重者头偏向一侧，因常在早晨起床时发病，故常被称为落枕，就诊时患者常用手托住下颌以缓解疼痛。检查可发现患者颈肌紧张，一侧或双侧有压痛点，头颅活动受限。

2. 雷诺病

颈椎病可以引起雷诺病。雷诺病的病因甚多，除颈椎病外，需注意与和职业有关的损伤、硬皮病等鉴别，雷诺病表现为阵发性手部苍白、发绀、潮红、遇冷发作、遇热缓解。注意询问职业和进行系统检查，必要时拍摄颈椎 X 线片，一般不难鉴别。

3. 梅尼埃病

梅尼埃病又称发作性眩晕，是由内耳淋巴代谢失调、淋巴分泌过多或吸收障碍，而引起内耳迷路积水、内耳淋巴系统膨胀、压力升高，使内耳末梢感受器缺氧和变性所致。鉴别要点是：梅尼埃病为内耳性眩晕，多发于中青年，特点是眩晕发作有规律性，耳鸣程度轻，耳聋进行性加重，伴有水平性眼球震颤、恶心、呕吐；椎动脉型颈椎病引起的眩晕属中枢性眩晕，伴有头痛头晕、耳鸣眼花、记忆力减退，一般发作时间短暂，多与旋颈有关。

4. 脑动脉硬化症

脑动脉硬化症是中老年人的常见病。颈椎病可合并脑动脉硬化，尤其是椎基底动脉硬化，两者均可出现头晕、上肢麻木及病理反射，容易误诊。该病与椎动脉型颈椎病的鉴别要点如下：脑动脉硬化症患者往往于 40 岁以上逐渐出现头晕、记忆力减退、睡眠障碍，症状消长与颈椎活动无明显关系。往往伴有全身性动脉硬化，如：眼底动脉、主动脉、冠状动脉或肾动脉硬化的征象；血压异常，特点是舒张压高，收缩压低；血清总胆固醇含量增高，脑血流图有恒定的缺血性改变。

5. 肩周炎

肩周炎多为 50 岁前后发病，尤其多见于男性。鉴别要点如下：肩周炎时肩关节局部因疼痛而活动受限，肩周组织有压痛、肿胀，咳嗽、打喷嚏不诱发或加剧，疼痛多局限在肩关节，与颈部活动无关，颈部无压痛，肩关节局部封闭治疗多有效；颈椎病一般不影响肩关节活动，封闭治疗无效，X 线片可见颈椎生理弧度消失、颈椎不稳。

6. 胸廓出口综合征

胸廓出口综合征系由锁骨与第 1 肋骨间隙狭窄，引起臂丛和锁骨上动脉受压所致，出现第 8 颈神经、第 1 胸神经和血管功能障碍的表现。鉴别要点如下：胸廓出口综合征之疼痛多呈针刺样或烧灼样，可出现典型的臂丛神经痛，疼痛多从受压点向患侧颈部、腋下、前臂内侧及手部放射。患侧手高举而不耸肩时，锁骨动脉受压，出现手部皮肤变冷、苍白，甚至出现典型的雷诺病。

7. 腕管综合征

腕管综合征是指由于正中神经在腕管内受压迫，而导致手指麻木、疼痛和雷诺病。本病与神经根型颈椎病的鉴别要点如下。本病与掌腕过度背屈有关，如洗衣、揉面；突出症状是麻木，一般限于桡侧3个手指；几乎所有患者会在夜间发作或加剧，影响睡眠；腕管韧带加压实验（手指压迫或叩诊锤叩打腕横韧带近侧缘）阳性，腕关节背屈试验阳性，但颈神经根牵拉试验、椎间孔挤压试验阴性；颈椎X线片无异常。神经根型颈椎病往往出现手指或上臂持续麻木，颈神经根牵拉试验、椎间孔挤压试验阳性，颈椎X线片可见椎节不稳、颈椎生理曲线变异、椎间孔狭窄、颈椎关节增生等改变。

8. 肋间神经痛

肋间神经痛多由病毒感染（如带状疱疹病毒感染）、毒素和机械损伤等原因引起，可根据下列特点与颈椎病相鉴别：本病多有上呼吸道感染史，胸痛与呼吸有关，有时伴有束带感和相应区域的感觉过敏，但与颈部活动无关，有时可与带状疱疹的皮损同时出现，肋间神经阻滞治疗有效。

9. 脊髓空洞症

脊髓空洞症的重要特点是在颈胸神经分布区出现痛觉障碍而触觉正常的感觉分离现象。脊髓型、神经根型颈椎病亦可出现不典型的分离性感觉障碍。鉴别要点如下：神经根型颈椎病出现的痛、温觉障碍多为不完全性缺失，即不能辨别差别较小的温度，但可辨别较大的温度改变；典型的脊髓空洞症的温度障碍则多为完全性缺失，任何温度差别均难辨别。神经根型颈椎病的感觉障碍表现在皮肤浅层，而深层痛觉受损轻微，针刺皮肤感觉明显障碍，用手捏压深层则痛觉存在或轻微减退；脊髓空洞症则为深浅痛觉平行消失。

10. 进行性脊髓性肌萎缩

进行性脊髓性肌萎缩的病理损害以脊髓前角细胞变性为主，首先出现一侧手大鱼际肌、小鱼际肌、骨间肌萎缩，并逐步波及对侧手部至肩背部、颈部和躯干等处的肌肉，下肢肌肉也逐渐受损。本病可与颈椎病手部肌肉或上臂肌肉萎缩相混淆。鉴别要点如下：进行性脊髓性肌萎缩受累肌群常有肌束颤动，但无颈部僵硬，颈椎 X 线检查正常，如有下肢瘫痪应为弛缓性瘫痪，萎缩的肌肉出现高振幅电位及同步电位；而颈椎病出现的下肢瘫痪多为痉挛性瘫痪，可有病理反射，颈椎病萎缩的肌肉可出现去神经电位和多相电位。另外，肌肉活检也是鉴别的重要依据。

11. 椎管内肿瘤

椎管内肿瘤包括髓内肿瘤和髓外肿瘤，后者包括硬膜内及硬膜外肿瘤。脊髓型颈椎病是髓外压迫，与髓外肿瘤的鉴别很重要。鉴别要点如下：髓外肿瘤一般起病缓慢，但进行性发展；颈椎病往往初期症状可缓解，颈椎 MRI 检查可以明确诊断。

12. 多发性硬化

多发性硬化为中枢神经系统白质中散在性脱髓鞘改变，病程中有反复缓解及复发史，并且每次受累部位可不一样，以视神经脊髓及脑干受累较多见，真正的原因尚不明确，近年来研究认为其属自身免疫性疾病。该病可有下肢上运动神经元性瘫痪，颈髓受害时可出现不整齐的感觉缺失平面、视觉障碍及上肢共济失调障碍。该病与神经根型、脊髓型颈椎病的鉴别要点如下。该病主要侵犯中青年人，据统计 2/3 的病例发病年龄为20～40 岁；本病可从病史中追询出有缓解和复发的波动性病程，开始有脊髓损害，有所缓解后，有的患者出现视力障碍或脑干强直性发作等症候。对于初次发病，诊断可能有困难。本病在某一时期，可有感觉异常，如一侧肢体麻木或有蚁行感，类似神经根型颈椎病，但缺乏典型的根痛表现，颈椎 X 线片正常。对鉴别有困难者应进行 CT 及 MRI 检查。肌电图及体感诱发电位对鉴别诊断有一定的临床意义。

13. 颈椎结核

颈椎结核的颈椎表现有时与颈椎病难区别，但根据颈椎结核特点则易鉴别。颈椎结核多有低热、虚弱等全身性中毒表现，红细胞沉降率快；X 线片可见椎体破坏及椎间隙消失，有的同时有寒性脓肿。

（六）颈椎旋转手法的操作要点

（1）患者端坐位，医者立于患者背后，先以㨰法放松颈肩部、上背部约 5 分钟，再以归合法按揉捏拿颈项部（图 3－17、3－18）。

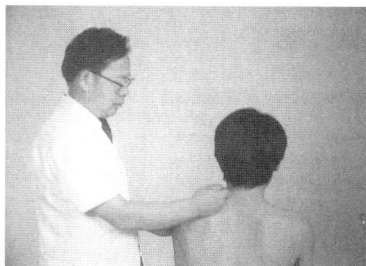

图 3 – 17　擦法

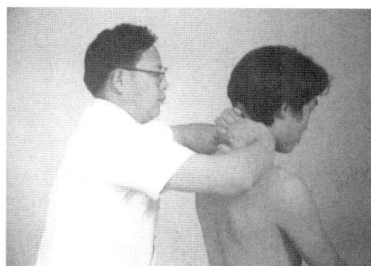

图 3 – 18　归合法

（2）待颈部肌肉完全放松后，行扳法（图 3 – 19、3 – 20）。医者以左肘置于患者颌下，右手托扶枕部，在牵引力下轻轻摇晃数次，使颈部肌肉放松。保持牵引力，使患者头部转向左侧，当达到有固定感时，在牵引下向左侧用力，此时可听到一声或多声弹响，本法可旋完一侧再旋另一侧。最后以劈法和拍法结束操作。

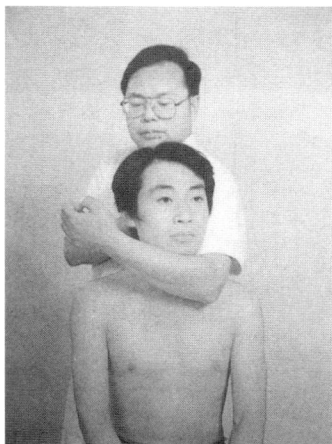

图 3 – 19　不定点旋转扳法 I

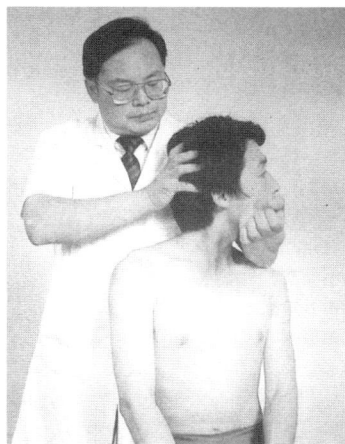

图 3 – 20　不定点旋转扳法 II

（七）手法操作注意事项

（1）个体因生长发育、生活环境和病理生理条件的不同，对手法的反应也不完全相同。因而手法的力度应因人而异，必须与治疗对象、病症虚实以及治疗部位联系起来。因为人有男女老少之别，症有虚实久暂之分，治疗部位有大小深浅之不同，因此，手法操作时间的长短，手法力量的轻重以及掌握治疗的重点等，都要因人、因病、因部位的不同而灵活运用。

（2）对手法的操作步骤应心中有数，要注意局部的解剖结构和关节的正常活动范围，用力要轻重适当，避免因用力过猛、过重引起神经血管或关节结构的损伤，而加重病情。

（3）对于损伤较重或急性发作期者手法要轻柔；对于慢性劳损者手法可重一些。在手法应用过程中要注意观察患者的表情，询问其感觉，随时调整手法强度。手法操作要做到熟练灵活，敏捷准确，尽量使患者不受痛苦或少受痛苦。

（4）应用手法时，思想要集中，态度应从容沉着，取得患者的信赖和配合，减轻患者的紧张情绪。同时患者的体位也要适当，颈部肌肉应充分放松。

（5）应明确诊断，对病情应有充分了解，如病位、损伤程度、病程长短、病情轻重、有无神经血管损伤和骨折等。中医的手摸心会还应与影像学检查相结合。肿瘤、骨折和骨结核等患者禁用手法；老年性骨质疏松、椎体退变骨桥形成或椎间孔狭窄明显，严重的脊髓型颈椎病或伴有严重的冠心病者，手法操作宜轻柔，不宜过重。

（6）按中医辨证，将脊髓型颈椎病分为痹证型和痿证型，颈椎旋转手法对于脊髓型颈椎病痹证型有较好疗效。运用舒筋活络、活血止痛、理筋整复的手法治疗脊髓型颈椎病，可通畅局部气血，复位突出的颈椎间盘，改变脊髓与致压物的解剖关系，松解局部粘连，最大限度地减轻脊髓受到的压迫，以利于脊髓表面血管的侧支循环建立，促使脊髓功能的恢复。而此手法对痿证型疗效较差，因而建议手术治疗。

（八）手法治疗后处理

（1）手法治疗后，可配合中药内服。

（2）适度进行颈部功能锻炼。

（3）防止肩颈部受凉，注意保暖。

五、归挤拍打牵拉法——治疗耻骨联合分离症

（一）病因病机

骨盆由骶骨、尾骨和左右两块髋骨构成，两侧髋骨在前正中线由耻骨联合相连接，借耻骨间纤维软骨板相连，有坚强的韧带保护，一般其承受张力约230 kg，正常人耻骨联合间隙为4～5 mm。骨盆的连接主要靠耻骨联合和骶髂关节，此外，还有背部髂腰关节、骶髂关节。骨盆活动中尚有重要韧带参与，即：①髂腰韧带，强韧肥厚，位于第5腰椎横突与髂嵴后方之间，其一部分延至髂窝和骶骨盆面，叫做骶腰韧带；②骶结节

韧带，强韧宽阔，由髂后上棘、髂后下棘及骶骨和尾骨后面开始，斜向下外，集中地附着于坐骨结节内侧缘；③骶棘韧带，纤维起自骶骨和尾骨的外侧缘，向下集中地附着于坐骨棘。

孙树椿教授认为，单纯外力作用不易发生耻骨联合分离。分娩时部分产妇由于激素分泌多、韧带松、产程长、胎儿大，用力不当或姿势不当使耻骨联合间隙过宽而致耻骨联合分离症。当耻骨联合间隙大于 10 mm 时，会出现疼痛、活动受限等症状，需要治疗。孙树椿教授强调，除怀孕、分娩外，外伤也是致病因素，当孕产妇突然摔倒时单侧臀部着地，或外力直接作用于耻骨联合部，均可致使耻骨联合部的距离增宽或上下错动，出现耻骨联合分离症，有的还可以发生耻骨联合软骨炎。从整体观来分析，耻骨联合和骶髂关节借关节韧带将髂骨、骶骨连接成一个完整的闭环。耻骨联合的分离移位必将导致髂骨的位移，对骶髂关节造成影响。

（二）中医分析

中医认为孕产妇耻骨联合分离症属"产后身痛"范畴。孙树椿教授认为，产后妇女，百脉空虚，极易感受风寒外邪，加之产后恶露不尽，瘀血阻滞胞宫，不通则痛，形成虚实夹杂之证。治以扶正养血、通经活络为主，佐以活血化瘀。用四物汤养血和血，用续断、桑寄生、鸡血藤通经活络、健筋骨，黄芪、甘草益气以助血之运行，配益母草缓产后血滞之痛。

本病与"筋伤"亦密不可分。孙树椿教授认为，"筋"在人体中起着重要的作用。传统中医理论认为筋的功能主要是连接关节、约束骨骼、支配关节的功能活动。筋附在骨上，通过收缩、弛张而使骨或关节产生屈伸和旋转运动。当外界致病因素导致筋伤后，筋束骨无力可影响骨的正常功能。故应注意加强功能锻炼，进行适宜的伸展大腿运动、提肛锻炼，增强肌肉与韧带的张力与耐受力。

（三）诊断

孕产妇耻骨联合分离症触诊时要注意手法稳重、有家属陪同。耻骨联合分离症临床常见如下症状或体征。①局部有明显疼痛，负重、远行、上楼时加重（上楼时前腿跨步，身体重心偏向后腿一侧，左右耻骨错缝，牵拉纤维软骨和韧带，而致疼痛）；行走时重心移动缓慢，影响步行速度，步态呈鸭步；部分患者出现腰背部、腹股沟区疼痛；患侧膝、髋关节呈半屈曲位，被动伸直则疼痛加剧；患侧骶髂关节可有肿胀，较健侧隆起。②检查耻骨联合处触痛明显，间隙增宽；骨盆挤压－分离试验阳性；部分患者在髂后下棘的内下角处有压痛和叩击痛。下肢轴向叩击痛阳性。③骨盆 X 线片显示耻骨联合间隙宽度超过 5 mm，有的甚至达 10～15 mm，并有上下错位现象。慢性者可见耻骨联合之关节面毛糙不平、增生等。

（四）临床常见分型

孙树椿教授强调，临床治疗孕产妇耻骨联合分离症，应依据不同类型，而采取不同手法。

1. 左右分离型

此型除具有产后耻骨联合分离症外，骨盆 X 线检查提示耻骨联合间隙 >5 mm，双侧耻骨端在同一水平面上，查体可见患者双下肢等长。用归挤按压法效果较好。另外，此型又可细分为：左右平行分离型（H 型）和上下不对称分离型（V 型）。

2. 向前下错位型 （患侧骨盆前倾）

此型除具有产后耻骨联合分离症外，伴有患侧下肢髋膝关节屈曲困难，骨盆 X 线检查提示耻骨联合间隙在正常范围，患侧耻骨升支较健侧低，查体可见患侧髂后上棘位置偏高，患侧下肢较健侧稍长。

3. 向后上错位型 （患侧骨盆后倾）

此型除具有产后耻骨联合分离症外，伴有患侧下肢髋膝关节后伸困难，骨盆 X 线检查提示耻骨联合间隙在正常范围，患侧耻骨升支较健侧高，查体可见患侧髂后上棘位置偏低，患肢稍短于健侧。

孙树椿教授认为，发生耻骨联合分离时，患者骶髂关节往往也会发生错位，伴随腰骶的疼痛。尤其是病程较长的患者，应该适当运用腰骶部的手法。伴骶髂关节后半脱位者，加腰部后伸扳法；伴骶髂关节前半脱位者，加侧卧位腰部推扳法。

（五）手法操作标准

以右侧耻骨升支降低为例，患者坐在床边，身体微向后仰，其右手捂在耻骨联合处。一助手在背后扶患者后背，另一助手站在患者前方，面向患者，两手握住患者双足踝部。医者坐在患者左侧，以右髋部顶住患者的左髋部，用右手扣住患者右侧的股骨大粗隆部，左手握住患者的左手腕。患者前方的助手，使患者双腿叉开屈曲，两足跟靠近臀部，听医者指挥。医者令前方助手将患者两腿向前拉直时，医者左手拿患者左手拍打患者之右手，同时医者之右手拉按患者右髋部，使之向内合拢，后方助手推挤患者后背。每周手法治疗 1 次，3 次为 1 个疗程。该手法准备示意图和照片如下（图 3 - 21、3 - 22）。

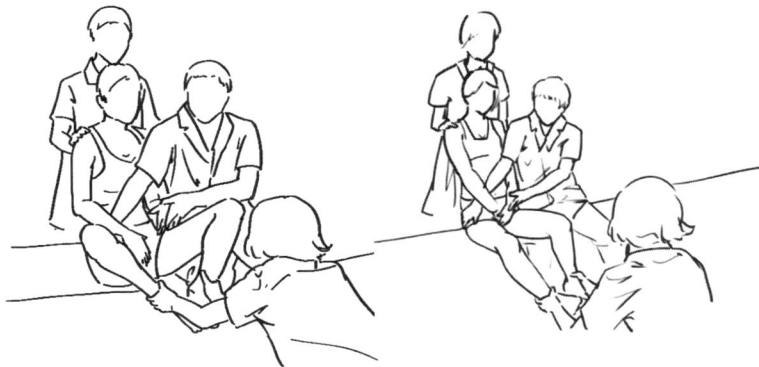

图 3 - 21　归挤拍打法手法准备示意图

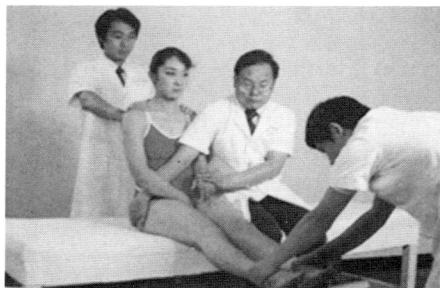

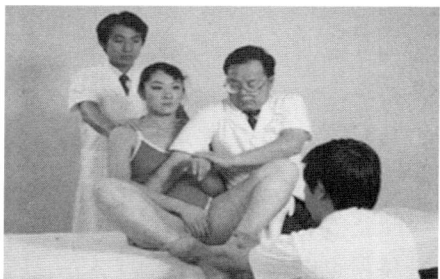

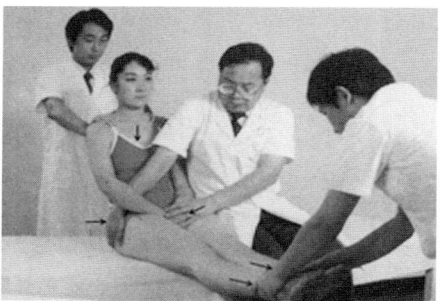

图 3 – 22　术者与两助手配合行归挤拍打法

（六）手法操作要点与机制分析

归挤拍打正骨手法是清宫正骨流派传承已久、长期应用有效的专病手法，早期应用于孕产、外伤等原因导致的耻骨联合分离，现多应用于产后耻骨联合分离症。其应用要点是顺应耻骨联合分离后，骨盆环整体的协同变化的特点。首先利用耻骨联合分离与髋关节的密切关系，通过屈曲、外展、外旋髋关节，使耻骨联合达到"先离"的松动效果，而后，在术者侧方归挤用力的同时，助手随即牵引双踝、内收、内旋伸直下肢，同时配合局部向后的拍打，及后方助手的前推力，使骨盆环，尤其是耻骨联合局部，在这一时的综合作用力达到峰值，以上力的巧妙复合、综合运用，可使骨盆的结构复原，达到骨顺筋合、各安其位的效果。目前，已应用此手法治疗产后耻骨联合分离患者近万例，临床观察安全、有效，未发生严重的不良反应和事故。

（七）手法操作注意事项

（1）两个助手必须和施术者同时用力，这样才能获得较好的疗效。

（2）操作时用力要适当，不能采用暴力，但是也不能不用力。

（3）操作时术者不能挤压患者的腹部，特别当患者为孕妇时更应注意此问题。

（4）施术前要给患者讲清楚治疗的过程，使患者理解操作要点，消除恐惧心理，这样才能获得患者最佳的配合。

（5）患者卧床休息的体位可选择以仰卧位为主，采用枕被将小腿垫高，使髋膝处于半屈曲位，侧卧位时下肢间夹扁枕。治疗3周内，以卧床休息为主，白天不少于8小时，限制活动。

（八）观察指标与方法

（1）VAS 评分：将疼痛从无痛到剧痛分为 11 级（0～10 分）。

（2）Oswestry 功能障碍指数（ODI）：包括疼痛程度、行走、举重、睡觉、起居、社会生活等。

（3）耻骨联合距离：在骨盆 X 线片或耻骨联合部肌骨超声上，测量耻骨联合最近两点间的距离。

（九）进展情况

孕后期为适应妊娠的进展和分娩的需要，女性体内会分泌一种激素松弛素，使耻骨上韧带及耻骨弓状韧带和软骨等变得柔软，在胎儿分娩等作用下，易发生耻骨联合分离症。当前，本病缺乏有效治疗手段，患者经居家自行休养及骨盆制动等常规治疗后，翻身、下床、行走等活动障碍仍不能有效缓解，面临很大痛苦。对于产后耻骨联合分离，目前尚无公认的共识性诊断，多以症状和体征为主，结合病史、影像学来完成。耻骨联合间隙增宽并超过 10 mm 会出现一系列临床症状，是本病重要的诊疗参考依据。目前保守治疗主要以骨盆制动和对症治疗为主要原则，其中以骨盆弹力束带为代表。对于产后耻骨联合分离间距（正常耻骨联合间隙基础之上的再分离）<2.5 mm 的患者，研究显示保守治疗的满意率仅有 67%。对耻骨联合分离间距≥2.5 mm 的患者，现代医学观点不一，有学者倾向于手术治疗。在中医伤科治疗方面，手法正骨无疑是目前临床上

报道较多、公认疗效较好的方法，但具体手法操作方面，各家差异较大，同时专门针对耻骨联合分离症的正骨手法少之又少，且临床报道病例数少，没有规范的临床对照研究。

本流派相关临床研究观察发现，在改善疼痛方面，正骨手法组明显优于骨盆绑带组，尤其在起效时间上，治疗第 1 周，治疗组已明显起效，且效果随着疗程进一步提升，但对照组在第 3 周方开始起效。针对耻骨联合分离症，孙树椿教授的经验是孕晚期发病的患者临床症状较产后发病的患者重，但恢复较快。耻骨联合分离轻者一次手法治疗即能痊愈，且不需外固定。重者隔 3 日至 1 周治疗 1 次，治疗后可选用多头带固定骨盆。治疗期间可缓慢散步，局部要保暖，避免外伤和性生活，以利于恢复。

六、骶尾部挫伤手法——治疗尾部痛

尾部痛即尾骨部、骶骨下部及其相邻肌肉或其他软组织的疼痛，可为多种病变所引起。该病常常因为疼痛而使患者坐卧不宁，行走不便，痛苦很大。此病较为常见，尤多见于女性。目前临床上以针对病因治疗为主，口服非甾体抗炎药、局部封闭、局部理疗等为保守治疗的常用手段。骶尾部挫伤手法是由松解类手法和整复类手法共同组成的一种复合类手法，此手法应用于骶尾部软组织挫伤、尾骨骨折、尾骨骨膜炎所致的尾部痛疗效确切，屡用屡效，是一种值得推广的无创技术。

（一）尾部的应用解剖

尾骨为人类"尾巴"的剩余部分。成人尾骨有四节，通常由发育不全的尾骨构成（其数目可能为 3~5 个，多数为 4 个）。这些椎骨缺乏椎弓根、椎板、关节突，其下方 3 节经常融合，连接成一锥形结构，上方与骶骨末节形成骶尾关节。尾骨周围有肌肉和韧带附着，肛门括约肌附着于尾骨尖端的前方，肛提肌附着于尾骨尖端的后方。骶尾韧带围绕骶尾关节，骶尾前韧带及直肠的一部分附着于尾骨前面。尾骨后方有一排结节，代表发育不全的关节突，最上一对结节称为尾骨角。尾骨的边缘较窄，其两侧有骶结节韧带及骶棘韧带附着，其尖部有肛门外括约肌附着。尾骨肌位于肛提肌的后方，为三角形腱性肌肉纤维，顶部起于坐骨棘及骶棘韧带，底部附着于尾骨边缘及骶骨下部的边缘，由 S4~S5 神经分支支配。肛提肌及尾骨肌共同构成盆膈，以支持盆腔脏器。臀下动脉的尾支向内行，穿过骶结节韧带，供应臀大肌、尾骨后部皮肤及相邻结构的血运。尾神经的后支接受骶神经一交通支，并分布于尾骨后部的皮肤，尾神经的前支经发育不全的尾骨横突下环绕向前。尾神经丛由 S5 神经、S4 神经的一交通支及尾神经联合构成。

（二）尾部痛的病因病机

（1）骶尾部外伤：摔倒、臀部着地，撞击家具边角，被畜类踢伤，或骑马等被颠伤等直接暴力可致尾部组织挫伤、骨折、脱位导致疼痛；不顺利的分娩也可造成尾部痛；反复的轻微损伤可使尾骨周围组织发生粘连或纤维化，压迫尾骨附近神经丛的分支，导致神经痛。此种疼痛几乎均发生于女性，称为自发性尾部痛。

（2）感染：可来自盆腔炎、肛窝感染等侵袭，也可由尾骨自身骨髓炎等引起。这些感染经淋巴引流至骨盆肌肉，可导致肌炎或肌肉的反射性痉挛，产生尾部痛。尾骨骨髓炎、结核病虽很少发生，但文献上曾有报道。

（3）骶髂关节病变或中央型腰椎间盘突出症而引起尾部痛。

（4）骨盆内脏疾患引起尾部痛，如直肠、前列腺等部位的疾患。

（5）肿瘤引起尾部痛，包括盆腔内脏的肿瘤或骶尾部自身肿瘤。尾骨的肿瘤可为软骨瘤，发生于尾骨脊索的遗留部分，但罕见。

（6）骶尾关节可发生真性关节炎，造成疼痛。尾骨致密性骨炎亦极为罕见，但文献上曾有报道。

（7）过敏体质或精神因素导致尾部痛。

任何外伤，不论是造成单独软组织挫伤还是同时造成软组织及骨组织损伤，其出血、水肿均将造成尾骨周围神经末梢的压迫，产生疼痛，使盆内肌肉，如肛提肌、尾骨肌、肛门括约肌等产生痉挛，因肌肉长期收缩造成局部缺氧，产生较多乳酸，起初导致肌肉疲劳，以后疼痛加重，形成恶性循环。有人认为，位于 S1 神经节段分布区域内的任何向心刺激均可成为扳机点，使尾部发生牵扯痛。长期坐位因压迫尾骨及其周围组织，可产生疼痛。当行走或坐位起立时，尾骨肌、肛提肌、臀大肌内侧纤维的收缩可增加对尾骨的牵拉，造成骶尾关节的紧张及劳损，而产生疼痛；当患者侧卧，则疼痛消失。

当尾骨或其周围结构发生感染时，附着于尾骨的各肌肉的收缩及痉挛即导致尾骨痛。大便时产生疼痛的原因系由于肛提肌的收缩。

（三）尾部痛的临床表现

疼痛多为局限性，但有时可有骶下部、臀上部、腰下部及坐骨神经的疼痛。疼痛与体位、坐姿、坐具等均有关，坐软凳较坐硬凳时疼痛更甚；由站位到坐位，或由坐位变为站位时均会使疼痛加剧，后者疼痛更明显。

（四）尾部痛的诊断依据

（1）骶尾部往往有明显的外伤史。

（2）骶尾部有疼痛症状。

（3）骶尾部有明显压痛。

（4）肛诊检查：骶尾部有不正常活动，压痛明显。

（5）X线片：对明确病因有指导意义。

（五）骶尾部挫伤手法的操作要点

（1）患者俯卧位，骨盆下垫一枕头。医者站于患者一侧。

（2）医者双手拇指在骶尾部轻轻揉顺（图3-23），以患者能忍受为度，反复多次。

（3）一助手握踝部牵引，医者一手抱起患者双下肢，一手以大鱼际置于骶尾部，摇晃下肢数次。

（4）助手拉直下肢上抬，使腰部过伸，同时医者以大鱼际在骶尾部揉捻戳按（图3-24）。可重复2~3次。

（5）患者仰卧位。助手握住双踝，医者在一旁一手按于膝前，一手按于骶尾部，使患者屈膝屈髋，两手相对用力按之（图3-25）。

（6）助手拉下肢伸直，并使患者骶尾部在医者大鱼际上搓过（图3-26），治疗结束。

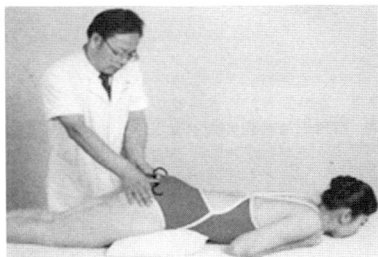

图3-23　局部揉顺

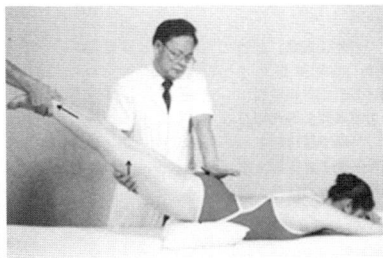

图3-24　局部戳按

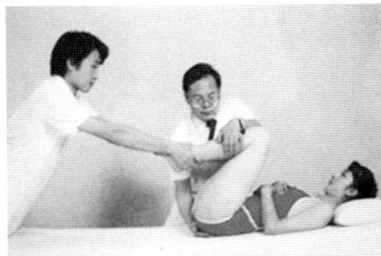

图3-25　屈膝屈髋按压

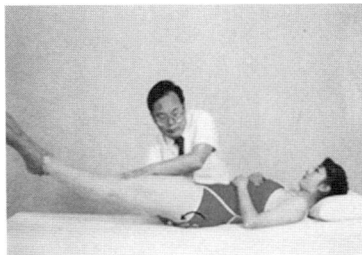

图3-26　拔伸滑动

（六）手法操作注意事项

（1）此手法仅适用于骶尾部软组织挫伤、尾骨骨折、尾骨骨膜炎所致的尾部痛。

（2）患者骶尾部从医者的大鱼际上搓过是此手法的关键步骤，助手用力要合适。

（七）手法治疗后处理

（1）手法治疗后1个月内不能同房，否则3天后疼痛更甚。

（2）要多饮水，多食富含粗纤维的食物，使大便保持通畅。

七、坐位旋转手法——治疗退行性腰椎滑脱症

腰椎滑脱（Lumbar Spondylolisthesis）一般指上腰椎相对于下腰椎或骶椎向前或向后的移位，其中伴有椎弓根峡部断裂或缺损者称为真性滑脱，不伴有椎弓根峡部断裂或缺损者称为假性滑脱，假性滑脱多指腰椎退行性变导致的滑脱。大多数腰椎滑脱患者是没有明显症状的。由腰椎滑脱引起的以下腰痛和下肢痛为主要症状的症候群称为腰椎滑脱症。

腰椎滑脱好发于 L4 及 L5 椎体，约占 95%，其中 L5 椎体滑脱的发生率为 82%~90%，其他腰椎少见，偶尔也可见发生于颈椎、胸椎者。一些外伤性滑脱和退行性滑脱，可多节段同时发生，甚至出现后移位滑脱。

（一）腰椎滑脱症的病因病机

1. 西医病因病机

（1）峡部裂。峡部裂是腰椎滑脱症的一个重要原因，但峡部裂形成的病因至今尚不十分明确，主要有以下几个学说。

1）椎弓发育不良学说。有人提出，当一侧椎弓的两个骨化中心不愈合或一个骨化中心分裂为二时，即可形成椎弓崩裂。但迄今为止尚无足够的证据。腰椎的先天性发育畸形及局部结构的薄弱，具有特殊的病因学意义。临床上发现椎弓发育细长时，局部易发生骨折。

2）创伤学说。目前，多数学者认为此病系后天性，与外伤及劳损关系密切。许多研究表明，后天性峡部裂腰椎滑脱是由于腰椎峡部疲劳性骨折。尽管神经弓能承受很大强度，但体内外实验表明，反复加载可导致腰椎峡部的骨折。虽一次严重损伤可引起急性骨折，但通常的发生机制是反复的应力。故运动员的峡部裂的发生率较高。

3）峡部发育障碍及外伤混合学说。此学说认为峡部局部结构薄弱，外伤易致峡部断裂。

4）遗传学说。遗传因素被认为是峡部裂的重要成因之一。本病有明显的家族遗传史。患者中有家族遗传史的占27%~69%，比一般人群4%~8%的发病率明显增高。有研究证实，腰椎峡部裂在发病率上具有种族与性别的差异。在因组特人中可高达40%。Wiltse提出患椎神经弓软骨模型中存在遗传性缺损或发育不良。

（2）腰椎退行性变。退行性腰椎滑脱症在 50 岁以上的中老年人群中高发，是由于椎间盘退行性变，椎间隙变窄，纤维环向椎管内膨出，椎间异常活动增加。滑移下位椎体上关节突后面磨损，前面增生，关节突向前倾斜，侵占椎管和侧隐窝，椎体、椎板前移，侵占椎管后部，引起马尾和神经根压迫。退行性腰椎滑脱症发生时整个椎管的矢状径减小，椎管及其神经根管狭窄，造成神经根激惹、腰椎的不正常运动及节段不稳，是诱发疼痛的因素。

2. 中医病因病机

本病大致属于中医"腰痛""久腰痛""腰背痛""腰脊痛"等范畴。《诸病源候论·腰背痛诸疾》记载"肾主腰脚，而三阴、三阳十二经八脉，有贯肾络于腰脊者，劳损于肾，动伤经络，又为风冷所侵，血气击搏，故腰痛也"。《灵枢·经脉》记载"肾足少阴之脉，贯脊，属肾"。故劳伤积损、瘀血阻络、风寒湿之邪痹阻经络皆能致痛，病因虽多，但以劳损肾气为害最厉。《素问·痿论》认为"宗筋主束骨而利关节也"，筋的主要功能为连属关节，络缀形体，主司关节运动。骨是人体的支架，筋附于骨上，大筋络关节，小筋附骨外，共同完成肢体的运动。长期的慢性劳损容易导致肝肾不足，筋骨失养，使筋对骨的维系力量减弱。因而出现"筋不束骨"，最终出现腰椎节段不稳。

（1）劳伤积损，气血瘀滞。长期劳累，损伤筋脉，耗伤肾气，或跌仆闪挫日久不愈，络脉痹阻，气滞血瘀，不通则痛。正如《景岳全书·腰痛》云："跌扑伤而腰痛者，此伤在筋骨，而血脉凝滞也。"

（2）风寒湿邪，痹阻经脉。久劳伤肾，经脉空虚，起居不慎，感受风寒湿邪，邪阻经脉，气血瘀滞，不通则痛。正如《诸病源候论》所云："劳伤肾气，经脉既虚，或因卧湿当风，而风湿搏于肾，肾经与血气相击而腰痛。"

（3）肝肾亏虚，气血虚弱。劳倦过度，伤及肝肾，或因年老体弱，肝肾亏虚，筋骨懈惰，腰失荣养而发为腰痛。故《素问·上古天真论》云："七八，肝气衰，筋不能动；八八，天癸竭，精少，肾脏衰，形体皆极，则齿发去。"

综上所述，本病病位在腰，以肝肾亏虚、筋骨懈惰为本，而以风寒湿邪及外伤闪挫为标。以上诸因均可致气滞血瘀，经脉不通，不通则痛，或筋肉失养，不荣则痛。有损伤之后，风寒湿邪乘虚而入致血瘀夹痹，常使本病迁延难愈。

（二）腰椎滑脱症的诊断

1. 临床表现

大多数患者的腰椎滑脱是没有症状的，常在体检时无意中被发现。临床上以下腰痛来就诊的患者，即使 X 线片上发现有峡部崩裂或腰椎滑脱，也不一定是引起该症状的原因。

腰椎滑脱患者是否有临床症状，除了与脊柱周围结构的代偿能力有关外，还取决于继发损害的程度，如关节突增生、椎管狭窄、马尾及神经根的受压等。腰椎滑脱的主要症状是下腰痛和下肢痛。儿童很少发生临床症状。Lafond 的病例中只有23% 在 20 岁以前出现症状，仅 9% 在儿童或少年时期求医。成年人常在 30~40 岁出现症状。

腰椎滑脱症的临床表现有如下几大症状。

（1）腰痛：许多腰椎滑脱患者直到老年才出现腰痛症状，轻度腰椎滑脱患者常常患病多年而不知不觉。

（2）一侧或两侧的下肢症状：这通常是由滑脱节段的神经根受到一种或多种刺激所致，其中包括向前牵拉神经根，后部椎板近端钩状突起压迫，前部椎体或纤维环的压迫。

（3）间歇性跛行：若滑脱节段出现椎管狭窄的病理改变，则患者出现间歇性跛行。

（4）马尾神经症状：这主要由于增生的小关节突内聚、椎间盘后突对马尾神经的压迫所致。

临床上详尽的病史和体格检查是诊断和治疗的基础，应详细记录，以便参照。

2. 物理检查

体征主要表现为站立时腰椎生理前凸增加，严重时骶骨因骨盆向后旋而突出，背伸肌紧张，常常屈膝并使脊柱胸腰椎过伸来维持站立位。行走时 Thalen-Dixon 征阳性，即骨盆性摇摆式鸭步。棘突及上下韧带常有压痛。重度滑脱者棘突间或腰骶交界区可看到或扪到阶梯。腰部屈伸活动稍受限，直腿抬高多不受限，下肢的运动感觉及反射多正常。

3. 影像学检查和测量

（1）X 线片。X 线片是本病首选检查方法，包括正位片、侧位片、左斜位片、右斜位片。斜位片能显示苏格兰狗颈断裂征。功能性侧位片可以判断有无腰椎不稳。X 线片可见小关节呈退行性骨关节炎改变，关节突肥大，不对称，关节面水平或呈矢状，两侧小关节内聚，小关节突向外侧突入椎管，压迫马尾神经根；有时向前突出，使侧隐窝狭窄。椎体向前或向后滑脱，但椎体的前后径（椎体前缘至棘突后缘长度）不变。椎板增厚，不规则，骨密度增高，象牙化，椎板间隙变小，可呈叠瓦状。滑脱椎体间隙狭窄，相邻椎体边缘有骨质增生，椎间盘及韧带结构可骨化或钙化。

（2）CT 扫描。可准确地获取椎体、椎管、神经根、神经管等的直径及有关数据，可观察峡部病损、侧隐窝狭窄、小关节退行性改变、椎体后缘骨赘增生、韧带骨化等情况，可判定有无椎间盘突出及钙化。如配合非离子碘造影剂 CT 扫描（CTM），影像会更为清晰。

（3）腰椎管 CT 造影。观察硬膜囊、神经根袖的充盈情况，明确椎管狭窄及神经受压的部位和程度，并可排除椎管内肿瘤、先天畸形（脑脊膜膨出、脊髓膨出等）及蛛网膜炎等。

（4）MRI。可获得脊柱的三维全貌结构，观察椎管内外的解剖状态有无变异。

4. 其他检查

肌电图对于确定下肢疼痛麻木受累神经节段有帮助。

5. 诊断标准

诊断时尽量使用金标准，标准等级是国际标准＞国家标准＞行业标准＞自拟标准／引用标准。

有腰痛及神经根受压的症状和体征，X 线片发现有椎体滑移，且上述腰痛及神经根受压的症状和体征与滑脱节段直接相关，排除其他引起腰痛的原因，即可诊断。

（三）腰椎滑脱的分类、分度标准

1. 腰椎滑脱的分类

Wiltse-Newman-Macnab 的分类法在腰椎滑脱分类中应用最广泛，并得到国际腰椎研究学会的认可。此法将腰椎滑脱分成五类：先天发育不良性、峡部病变性、退行性、创伤性和病理骨折性。但此分类是建立在病因学和影像学混合标准的基础上的，存在一定局限性。其中未包括日益增多的手术后滑脱，也不能对所有病例进一步分类。

（1）先天发育不良性腰椎滑脱。骶骨上部、小关节突发育异常或第 5 腰椎椎弓缺损，使得机体缺乏足够的力量阻止椎体前移的倾向而向前滑出。患者骶骨前上缘圆滑，小关节面呈水平或矢状，峡部可以是正常的，也可能狭长而薄弱，甚至发生断裂。由于先天性异常的存在，行走后会发生滑脱，这种类型的腰椎滑脱程度＜30％。少数滑脱严重，甚至是完全性的脱位，可同时伴有骶裂、浮棘、菱形椎等其他下腰部畸形。此病有遗传性，有父母与子女同患腰椎滑脱的病例。

（2）峡部病变性腰椎滑脱。其基本病变在关节突间椎弓峡部。仅有峡部病变而椎体向前滑移者又称峡部崩裂（spondylolysis），可分为 3 个亚型。①峡部疲劳骨折：最常见于 50 岁以下者（＜5 岁的患者很少见）。Kleiger 曾报告 1 例仅 8 个月的患儿，其父也患有同样的疾病，提示该病有一定的遗传性。本病以 7～15 岁者为最常见，这与他们开始进行剧烈活动和长时间取背伸的坐位有关。背伸时，腰椎峡部要承受更大的压力和剪切应力。动物不会发生腰椎峡部裂，因为只有人类才有真正的背伸体位。峡部由于疲劳性骨折而分离或吸收，使上位椎体向前滑出。②峡部狭长而薄弱：这种病变也由峡部疲劳性骨折而引起，峡部在经历多次重复的疲劳性微小骨折（microfracture）后愈合时间延长但未断裂，同时椎体前移。现多数学者认为狭长的峡部是先天发育不良所致，并将其归入第一类。薄弱的峡部最终会断裂，但在 X 线片或手术中发现残根的长度要大于正常人，这一点与单纯的峡部疲劳性骨折不同。③良性峡部骨折：常常继发于严重的创伤，可同时伴有椎体滑脱，但更常见的是仅有腰椎峡部崩裂而无滑脱。

（3）退行性腰椎滑脱。由于长时间持续的下腰不稳或应力增加，相应的小关节发生磨损，发生退行性改变。Farfan 研究认为本病在下关节突有多量的微小压缩性骨折，呈现特殊形态，类似于 Paget 病中的骨病变。关节突变得水平，加之椎间盘退变、骨质疏松等病变，而逐渐发生滑脱，但峡部仍保持完整，故又称假性滑脱。此类滑脱多于 50 岁以后发病，女性的发病率是男性的 3 倍，多见于 L4 椎体，其次是 L5 椎体。滑脱程度一般在 30% 以内。

（4）创伤性腰椎滑脱。创伤可引起椎体的各个结构如椎弓、小关节峡部等骨折，不是峡部孤立骨折。椎体前后结构的连续性遭到破坏导致的滑脱常伴其他脏器的联合损伤，保守治疗效果满意。

（5）病理骨折性腰椎滑脱。全身或局部病变累及椎弓、峡部、上关节突、下关节突，使椎体后结构稳定性丧失，发生椎体滑脱。全身性骨病变多见 Alfers-Schoenberg 病（峡部极易发生骨折，以腰椎椎弓崩裂多见）、骨关节弯曲症（如 Kus-kokwim 病，椎弓延长、弯曲）、Paget 病及梅毒性病变等；局部骨病变可能是肿瘤或炎症。

2. 腰椎滑脱分度

为确定平行移位的程度，Meyerding 提出滑移分度如下：Ⅰ度滑脱为 0~25% 的移位，Ⅱ度滑脱为 26%~50% 的移位，Ⅲ度滑脱为 51%~75% 的移位，Ⅳ度滑脱为 75% 以上的移位。近年来，也有学者提出将滑脱超过 100% 者称为 Ⅴ 度滑脱。

（四）疾病鉴别

腰扭伤、腰肌劳损、腰椎间盘突出症、腰椎管狭窄症及强直性脊柱炎等均可引起腰部疼痛，或出现下肢神经症状，或出现间歇性跛行，有些疾患严重者也可出现马尾神经损害等症状、体征，但通过 X 线、CT 及 MRI 检查，测量腰椎有无滑脱，分析患者症状、体征与影像学表现的滑脱节段有无直接因果关系，不难做出鉴别。

（五）治疗

手法是非手术治疗退行性腰椎滑脱的最主要方法。

1. 机制

手法治疗本病的机制：针对退行性腰椎滑脱的病理改变，恢复脊柱的内外平衡，纠正椎间关节紊乱，使滑移椎体复位，缓解肌肉痉挛，剥离粘连，改善血液循环，减少对神经根的压迫，降低致痛物质的含量，减轻神经末梢的疼痛刺激，从而达到缓解症状、防止滑脱进展的目的。

2. 步骤

先行理筋手法，再行正骨复位手法，最后再行理筋手法。

（1）晃腰推拿理筋：患者俯卧，全身放松，医生双手置患者脊柱两旁、骶棘肌表面，由表及里，由浅入深，有节奏地推揉骶棘肌，同时使腰段脊柱左右晃动，其作用为放松肌肉，解除肌肉痉挛，达到松解粘连、活血化瘀、疏通经络、解痉止痛的目的。待肌肉放松后可进行下一步。

（2）正骨复位手法。

1）屈髋屈膝位手法（图 3 - 27）。让患者仰卧在治疗床上，呈屈膝屈髋体位，术者站在患者左侧，右手掌放在患者膝关节附近，左手托住骶部，右手向下用力压，左手向后上用力托，两手同时用力一紧一松做20～30次。然后在上述体位用一高30～40 cm的枕头垫在骶部，患者屈膝屈髋双手手指交叉抱紧膝关节。术者站在患者足处（床尾），双手掌放在患者双膝用力往头及腰方向用力按压，一紧一松约20次。

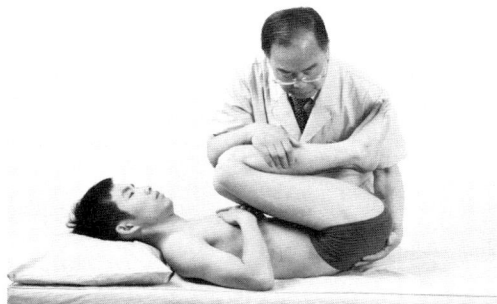

图3－27　屈髋屈膝位手法

2）屈脊位手法（图3－28）。患者仰卧，屈髋屈膝并使双下肢并拢，医生一手按压患者双小腿上部，一手置于其腰骶部。托起患者腰部时协调运用医生自身上部重量下压患者双小腿上部40次，然后患者屈髋屈膝取膝胸位，双手抱持其双小腿，医生置一手于患者颈部上托给以原动力，使患者以下腰部为支点在床上均匀滚动约40次。

3）旋转整复法（图3－29）。患者侧卧，患肢在上屈曲，健肢在下伸直。术者立于患者背侧，一手推患者臀部，一手固定肩部，使患者躯干扭转到一定程度，双手同时交叉用力，有节律地晃动后突然加力使患椎复位。

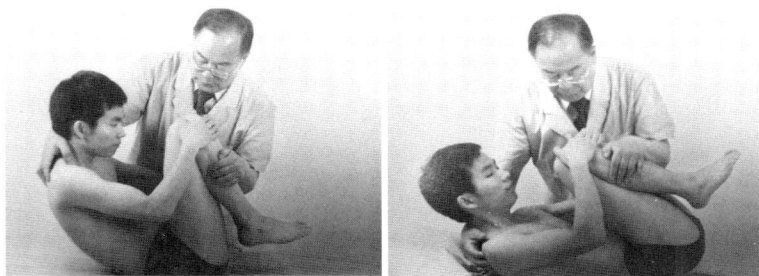

图 3 – 28　屈脊位手法

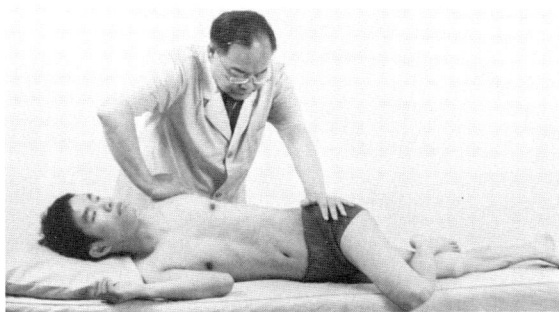

图 3 – 29　旋转整复法

4）坐位旋转手法（图 3 – 30）。患者坐于特制的治疗椅上，腰部放松，固定双下肢，术者一手顶住滑脱腰椎的棘突，另一手从患者一侧的腋下穿过，按住对侧的颈肩部，先令患者慢慢前屈脊柱，当前屈至拇指下感到棘突间隙张开时，即固定在此幅度，再嘱患者向此侧进行最大幅度的旋转，最后术者将按住颈肩部的手屈曲旋转患者腰部，另一拇指顶推异常椎体的棘突，此时常能听到"咔嗒"声，术者按住棘突的拇指下也可感到棘突跳动。对侧重复同样的手法操作。

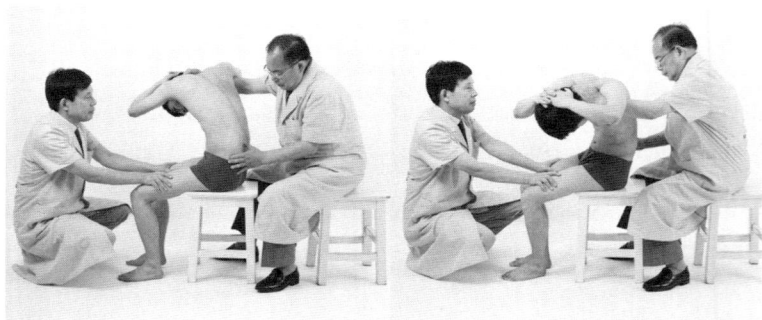

图 3-30　坐位旋转手法

（六）临床研究

退行性腰椎滑脱症患者大多数行保守治疗有效，大约30%需行手术治疗。但是，保守治疗和手术治疗的适应证、治疗时机的选择存在较多争议。

部分 X 线片提示滑脱者并无腰腿痛等临床症状，其症状主要由局部狭窄和不稳造成，局部组织的激惹、压迫是引发症状的主要原因，治疗不在于强求解剖复位。为其提供稳定的力学平衡环境，解除局部狭窄压迫，是治疗的主要目的和途径。

手法治疗退行性腰椎滑脱症针对静力性平衡和动力性平衡两大系统同时起作用，恢复脊柱的正常力学结构和运动功能，加强局部循环，提高局部组织的痛阈值，解除其痉挛，促进因损伤而引起的血肿、水肿的吸收；消除疼痛，帮助松解粘连，调整力学平衡，使脊柱在稳定位置上通过自身修复重获稳定性。本研究应用坐位旋转手法于腰椎前屈旋转失稳状态下定点调整局部结构，改善力学平衡，使相邻的椎体恢复正常解剖位置，取得较好效果。

孙树椿教授指出治疗本病应注意以下几个问题。

（1）严格掌握手术适应证：对于成人Ⅱ度以内的腰椎滑脱，如无症状可不做任何处理。很多学者的经验表明，成人获得性腰椎滑脱很少加重。对伴有腰痛的患者应认真做病理学检查，以确定疼痛是否与滑脱有关。

（2）规范腰椎滑脱的分类和测量方法：这有助于统一分析各种手术方法的适应证和疗效。以往的Ⅳ度测量法不能反映滑脱椎体的空间定位和旋转程度，即同样的Ⅲ度滑脱，处理难度和结果可能完全不同，Newman检测方法值得提倡。

（3）掌握治疗的基本原则，正确应用新技术、新器械：临床上普遍用Meyerding椎体滑脱分类法，我们在应用中发现，对Ⅱ度滑脱患者采用统一的治疗原则有一定困难。对滑脱率为30%的患者行原位融合是很容易的，但对滑脱率为48%的患者行原位融合则很难成功，而对这些患者采取复位后融合可大大提高融合率。

（七）进展展望

1. 手术入路有创新

经椎间孔入路椎体间融合术（transforaminal lumbar inter-body fusion，TLIF）是近年兴起的新技术，手术入路在椎管外，椎管内干扰小，避免术后椎管内瘢痕形成；可避免硬膜神经根损伤或过度牵拉马尾、神经根引起的下肢麻木无力；不破坏脊柱后柱结构，保持脊柱稳定性；避开了椎管内静脉丛，手术出血也显著减少。故 TLIF 可用于不需要椎管减压的患者以及曾做过手术、椎管内严重粘连的患者。

2. 椎体间融合器在不断进步

椎体间植骨可以选用的材料众多，除了传统的自体、异体骨块外，还有各种 Cage 和 Spacer。椎体间融合器自应用以来，发展很快。形状从开始的有螺纹圆柱体变为方形、盒形，材料从钛合金变为碳纤维和生物相容性更好的 PEEK 材料等。

3. 手术微创化

随着手术技术和操作器械的发展，微创技术被应用于脊柱外科，以最小的损伤达到最佳的治疗效果。微创技术可减少椎旁软组织的损伤、减少出血、减轻切口处疼痛、缩短住院天数、易被患者接受。应用于治疗腰椎滑脱的微创技术主要有：前路小切口腹膜后椎体间融合；前路小切口经腹腔椎体间融合；腹腔镜下前路椎体间融合；通道管下后路椎体间融合；通道管下经椎间孔入路椎体间融合；经皮椎弓根钉内固定；经通道管椎弓根钉内固定。

八、腰椎间盘突出症斜扳手法的操作规范

斜扳手法治疗腰椎间盘突出症已被临床广泛应用，但如何

评价临床疗效的准确性一直是人们长期探讨的问题。我们在科研工作基础上，根据腰椎间盘突出症不同的病变节段，使患者采取不同的摆放体位，明确体现斜扳手法的应力集中部位，从而规范出斜扳手法的系列操作步骤。同时通过与传统斜扳手法相比较，明确评价其临床疗效的准确性。

（一）一般资料

从 2007 年 10 月至 2008 年 4 月根据腰椎间盘突出症的诊断标准，将来我院就诊的 160 例患者随机分为规范斜扳手法组和传统斜扳手法组，各 80 例。治疗前两组在性别、年龄、病程以及症状体征等方面相比较，差异无统计学意义，说明两组患者具有可比性。

（二）治疗方法

1. 规范斜扳手法组

以患者右侧卧位实施手法为例。

（1）准备姿势。双手交叉放于胸前，胯向前、肩向后，身体呈扭毛巾状，上部左腿尽可能屈膝屈髋，屈膝 130°左右，屈髋 80°左右；下部右腿伸直即取髋关节伸直位，身体呈钟表指针状，头指向 12 点，下部腿指向 6 点位置。

（2）预备姿势。根据病变部位的不同摆放不同的位置，规范如下：L3 椎体以上椎间盘突出的患者继续保持准备姿势；L3～L4 椎间盘突出的患者腰前屈5°左右，下部腿屈髋15°左右（如钟表指针指向 6、7 点中间位置）；L4～L5 椎间盘突出的患者，腰前屈10°左右，下部腿屈髋30°左右（如钟表指针指向7点位置）；L5～S1椎间盘突出的患者，腰前屈20°左右，下部腿屈髋45°左右（如钟表指针指向7、8点中间位置）。

（3）斜扳手法。在预备姿势基础上，术者立于患者身前，左肘放在患者左肩前方，右肘放于患者左髂后上棘下1cm处，同时右前臂尺侧置于相应病变节段棘突与髂后上棘下1cm处的连线上。在患者腰部充分放松情况下，术者左肘推患者左肩向后上方，右肘部在前臂带动下旋转髋关节，使腰椎旋转至最大活动角度，感觉病变节段上充分锁定之后迅速用力旋转扳动腰椎，常可在相应节段附近发出一声或一串弹响声。

其中不同病变节段的手法规范如下。L3椎体以上椎间盘突出者，术者右前臂尺侧置于相应病变节段棘突与髂后上棘下1cm处的连线上，右手掌置于病变节段的棘突周围，斜扳时右前臂在肘部带动下旋转髋关节使其极度内收，在腰部充分锁定之后，扳髋之力大于扳肩之力，迅速用力旋转扳动腰椎。L3～L4椎间盘突出者，术者左肘推肩部向后上方，使其适度后伸，右前臂尺侧上1/2部位置于L4棘突与髂后上棘下1cm处的连线上，斜扳时右前臂在肘部带动下旋转髋关节，使其尽量内收，在腰部充分锁定之后，扳髋之力略大于扳肩之力，迅速用力旋转扳动腰椎。L4～L5椎间盘突出者，术者左前肘推肩部向后上方，使其尽量后伸，右前臂尺侧上1/4部位置于L5棘突与髂后上棘下1cm处的连线上，斜扳时右前臂在肘部带动下旋转髋关节，使其适度内收，在腰部锁定之后，扳肩之力与扳髋之力基本相同，迅速用力旋转扳动腰椎。L5~S1椎间盘突出者，术者左前肘推肩部向后上方，使其极度后伸，右前臂尺侧上1/4部位置于S1棘突与髂后上棘下1cm处的连线上，斜扳时右前臂在肘部带动下旋转髋关节，使其适度内收，扳肩之力略大于扳髋之力，迅速用力旋转扳动腰椎。

上述手法操作成功后，对侧采取相同方法。每周治疗3次，4周为1个疗程。

（4）质量控制。准备姿势、预备姿势是腰椎斜扳手法实施的前提条件，在这样的体位摆放下有利于将病变节段置于折顶角顶点处，可以保证斜扳力集中作用点充分锁定在病变节段附近；在腰椎斜扳手法实施前，术者前臂在肘部带动下拉髂旋转髋关节可以保证在腰部旋转过程中病变节段的进一步锁定，这是手法旋转扳动前判断突出节段置于折顶角顶点处的标志；在实施斜扳手法时手掌或前臂可感觉到病变节段附近的扳动感，这是手法操作成功的标志。

2. 传统斜扳手法组

每周治疗3次，4周为1个疗程。

3. 疗效评价标准

参照Tauffer和Coventry腰椎间盘突出症疗效标准拟定。①良：腰腿痛解除或基本消失，身体活动基本不受限制，能从事正常生活及工作。②可：腰腿痛大部分解除，能从事正常生活及轻度工作，身体活动轻微受限。③差：腰腿痛减轻较少或没有改变，身体活动仍然受限，不能从事正常生活及工作。

4. 统计学方法

采用 SPSS 10.0 统计软件对疗效构成比进行 Ridit 分析。

（三）治疗结果

规范斜扳手法组，良 41 例（占 51.25%），可 36 例（占 45%），差 3 例（占 3.75%），临床总有效率为 96.25%；传统斜扳手法组，良 28 例（占 35%），可 40 例（占 50%），差 12 例（占 15%），临床总有效率为 85%。两组疗效经统计学处理，$P < 0.05$，差异具有显著性意义，说明规范斜扳手法组治疗腰椎间盘突出症优于传统斜扳手法组。两组患者在治疗期间均未发生不良反应。

（四）讨论

腰椎间盘突出症近年来一直保持高发病率，严重影响了人们的正常工作状态及生活质量，给患者带来很大痛苦。斜扳手法是该病非手术疗法中首选的重要手段。明确其临床疗效是否与斜扳法作用的突出节段有关，评价不同节段腰椎间盘突出症手法的规范操作技术是本研究所要解决的问题。

我们将不同的腰椎病变节段采用不同的摆放体位，通过脊柱－骨盆－髋的屈曲及肩部后伸等活动变化，根据物体两端加力折顶的原理，将病变节段置于腰椎折顶角顶点处，明确体现手法应力作用的部位，将斜扳力的集中作用点锁定在病变节段上，既重视脊柱的整体调节，又突出区域节段的治疗作用。同时通过准备姿势、预备姿势以及斜扳手法明确规范出斜扳手法的系列操作步骤，保证了斜扳旋转的应力集中作用在病变节段上，用力恰到好处，充分体现了中医骨伤手法要领的"准"和"巧"。同时借鉴"欲合先离""子求母"的理论，通过脊柱 – 骨盆 – 髋的屈曲使病变间隙充分牵开，符合旋转手法全程是在牵引下操作的理念，体现了手法规范操作技术的安全性。同时通过质量控制方法，评价了临床疗效的准确性。

通过临床研究，我们验证了本规范手法操作技术具有操作简便、可重复性强、疗效明显、安全性高、作用部位明确的优点，具有"简、便、验、廉"的优势，易于掌握，便于在临床中推广使用。

参考文献

[1] 王尚全. 孙树椿治疗孕产妇耻骨联合分离症经验谈［J］. 国际中医中药杂志，2012，34（8）：757 – 758.

[2] 张清. 孙树椿治疗耻骨联合分离症病例分析［J］. 中医骨伤，2008，16（1）：72.

[3] 于栋，王尚全，孙树椿. 归挤拍打正骨手法治疗产后耻骨联合分离病例对照研究［J］. 中国骨伤，2018，31（5）：431 – 435.

[4] 侯树勋. 脊柱外科学［M］. 北京：人民军医出版社，2005：829 – 845.

[5] 陈之白. 腰椎滑脱症的回顾与治疗新进展［J］. 中国矫形外科杂

志，2006，14（3）：167-169.

［6］贾连顺. 到底应该采用什么方法？［J］. 中国矫形外科杂志，2010，

18（3）：216.

第四章　临床验案

一、耻骨联合分离症（产后）

患者张某，女，33岁。

初诊：2011年4月27日。主诉：产后双下肢疼痛、骨盆前方疼痛，不能行走，卧床3个月。查体：患者坐轮椅被推入诊室，行走困难，步距10 cm，上床困难，需要有人帮助将双下肢抬上床，不能下蹲，腹带固定骨盆，平卧查耻骨联合处压痛明显，触诊耻骨联合处分离达两横指多。行走时耻骨联合处自觉有明显响声。影像学检查：骨盆X线片示耻骨联合处分离达30 mm，骶髂关节间隙正常（图4-1）。

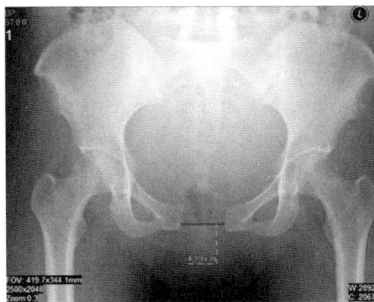

图4-1　张某治疗前骨盆X线片

诊断：耻骨联合分离症。

治疗：归挤拍打法重复操作3次。

效果：治疗结束后，患者即感双下肢及骨盆前方疼痛减轻，下床活动后行走步距可达15 cm，能够主动下蹲，但动作缓慢而不自如，上床仍需家人帮助。

调摄护理：①主动进行功能锻炼，以行走和练习蹲起为主；②1周后复诊。

孙树椿教授指出，病程越长，治疗就越困难，需要的时间就越长，治疗的次数就越多。

二诊：2011年5月4日。患者主诉上次治疗后，疼痛减轻2天，之后疼痛程度又恢复到了治疗前，日常以卧床为主。查体：行走步距可达15 cm，耻骨联合处触诊压痛明显，间隙为一横指半，自觉行走时仍有明显响声。

治疗：归挤拍打法重复操作3次。

效果：此次治疗后患者主诉疼痛明显减轻，行走困难消失，步距达25 cm，基本正常，蹲起自如，上床自如，不需他人帮助，触摸耻骨联合处，压痛基本消失。患者非常高兴。询问患者此次治疗同上次治疗时，感觉上是否有不同之处。患者诉此次治疗时拽双腿的力量要比上次大得多。孙树椿教授指出，此次配合默契，较上次佳。

调摄护理：同前。

三诊：2011年5月11日。患者主诉上次治疗后双下肢及骨盆前方疼痛症状明显减轻，行走较自如，行走距离超过

100 m 后症状方出现，耻骨联合处压痛阴性，触诊耻骨联合处仍有间隙。

治疗：同前。

调摄护理：同前。

四诊：2011 年 5 月 18 日。患者诉上次治疗后行走距离加大，可以连续行走 200 m，耻骨联合处触诊间隙仍存在，压痛阴性，骨盆前方及双下肢疼痛症状已不明显。

治疗：同前。

调摄护理：同前。

五诊：2011 年 5 月 25 日。患者自述经上次治疗后已无明显不适症状，可以连续行走 500 m 以上无任何不适感，触诊耻骨联合处间隙明显变小。

治疗：同前。

治疗后复查骨盆 X 线片：与治疗前相比，耻骨联合处分离间隙基本恢复正常（图 4－2）。

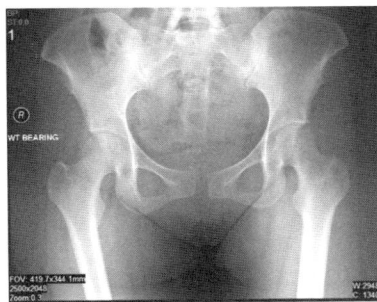

图 4－2 张某治疗后骨盆 X 线片

按语： 应用归挤拍打法治疗妊娠及产后耻骨联合分离症，操作要点是配合默契，其中最主要的操作手法是用力归挤，拍打只是一种信号，两助手动作配合要到位，向下拽腿之助手一定要使患者双下肢屈曲到蛙式位，达到"欲合先离"之目的，向下拽腿时力量适中而快速，此时推背之助手要随拽腿之助手推挤后背，向前屈曲，即有归挤之力，三人配合得当，症状消失得就快，疾病好得就彻底。

治疗耻骨联合分离症应注意局部与整体的关系。耻骨联合分离后骨盆环不稳定，所以患者往往伴有骶髂关节、腰骶关节处的疼痛，应同时处理。

最近几例患者都伴有先天骶骨裂、腰椎侧弯、骶髂关节的退变或增生，应注意观察与耻骨联合分离症有无必然联系。应参考骨盆动力学相关研究，探讨其发病及治疗机制。

孙树椿教授认为，应根据人体的解剖特点对疾病进行分类，以利于临床治疗。对耻骨联合分离症应有立体观，因其可能存在左右、前后及上下分离，但 X 线骨盆平片难以分辨清楚，可以考虑 CT 三维重建诊断。

二、骶尾部挫伤

患者郭某，女，38 岁。

初诊： 2013 年 2 月 20 日。主诉：骶尾部外伤疼痛 2 周。现病史：患者于 2 月 6 日滑雪时摔伤，当时仅感骶尾部疼痛，有便意，双下肢无不适，仅有热感，不敢久坐。查体：骶尾正中压痛，余未见异常。影像学检查：骶尾部 X 线片示 S5 骨折，无明显成角、移位（图 4 - 3）。

辨证分析：外伤后，筋脉受损，络脉随之受伤，气血互阻，血肿形成，气滞血瘀，引起疼痛和功能障碍；治疗不当或不及时，以致伤

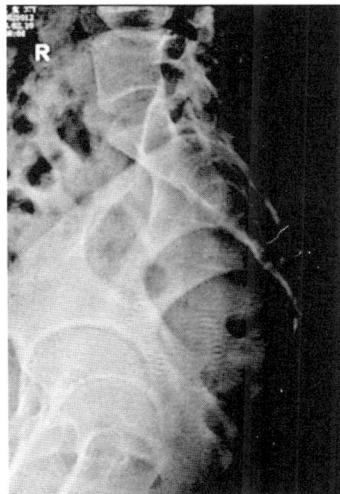

图 4 - 3　郭某骶尾部 X 线片

处气血滞涩，血不荣筋，风寒湿邪乘虚而入，故伤处肿胀难消，筋肉挛缩、疼痛。病位在腰骶，病脏在肝肾。

中医诊断：骶骨骨折（气滞血瘀）。

西医诊断：骶骨骨折。

治疗：骶尾部手法（图 4 - 4）治疗。①医者双手拇指在骶尾部轻轻揉捻，力量以患者能忍受为度；②向上按顺，力量以患者能忍受为度，逐渐加重，可反复多次；③医者一手托起患者双下肢，另一手大鱼际置于骶尾部，助手握踝部协助，摇晃下肢 6~7 次，同时大鱼际在局部揉捻，助手将下肢在牵引下向上抬起，使腰部过伸，同时医者大鱼际在骶尾交界部戳按，此手法可重复 2~3 次；④患者改为仰卧位，助手握住患

第四章　临床验案

者双踝，令患者屈膝屈髋，医者在一旁，一手在骶尾部，手心向上，两手相对用力按之；⑤令助手将下肢拉直，快要伸直时再快速拉一下，使患者骶尾部在医者大鱼际上滚过，此手法可重复2~3次。

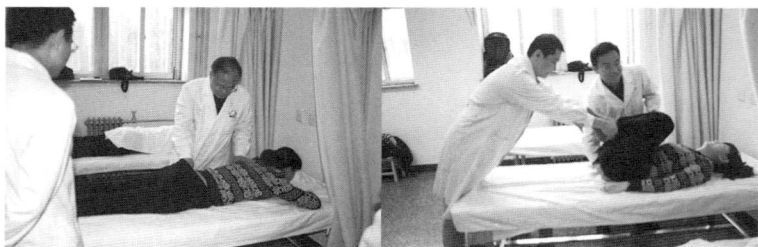

图4-4　骶尾部手法

调摄护理：2个月内禁房事。

效果：手法操作后患者疼痛即缓解，可以坐下，但不能持久。

按语： ①本病急性期经3~5次手法操作即可痊愈（隔天1次）；②2个月内禁房事才能保证治疗效果；③手法操作时应找准骶尾交接处。

三、踝关节扭伤

患者朱某，女，48岁。

初诊： 2011年2月8日。主诉：左踝关节扭伤后疼痛、功能障碍5天。现病史：患者于5天前不慎摔倒后即出现左踝关节疼痛、活动障碍，负重行走时尤甚。影像学检查：右踝X

线片示左踝关节无骨折（图 4 – 5）。

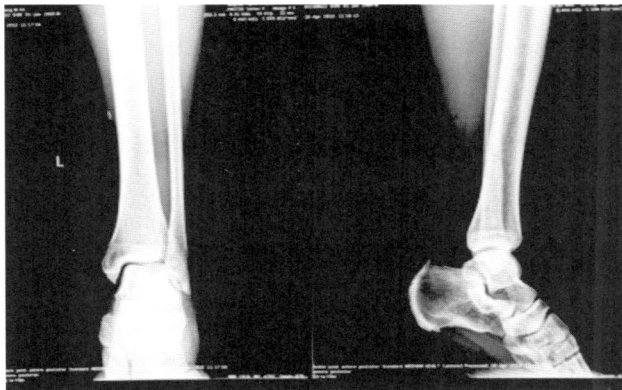

图 4 – 5　朱某左踝 X 线片

辨证分析：伤后经络受阻，气血瘀滞，血肿形成，日久气血凝滞，血不荣筋，导致筋肉挛缩、疼痛、活动受限等障碍。

中医诊断：痹证（气滞血瘀）。

西医诊断：左踝关节急性软组织损伤。

治疗：踝关节扭伤理筋手法（图 4 – 6）治疗。手法操作步骤：患者平卧，术者一手托住足跟，一手握住足尖缓缓进行踝关节的背伸、跖屈及内翻、外翻动作，然后用两掌心对握内外踝，轻轻用力按压，并由下而上理顺筋络，反复进行数遍，再在商丘、丘墟、昆仑、太溪、足三里等穴按摩。

调摄护理：①弹力绷带"8"字固定；②醋水足浴，每次20 分钟，每日 1 次；③加强足背伸、跖屈功能锻炼。

二诊：2011 年 2 月 10 日。患者上次治疗后可以下地行走，疼痛减轻；但仍存在内翻、背伸受限。望闻切诊：行走跛

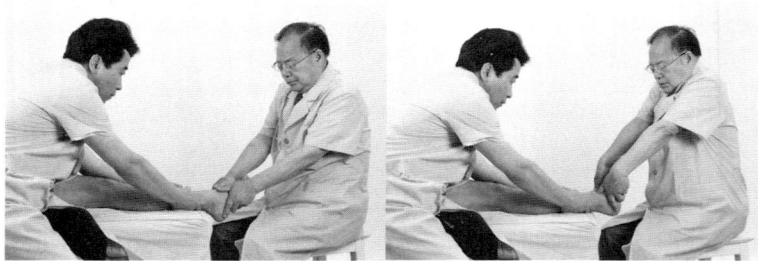

图 4 - 6　踝关节扭伤理筋手法

行明显，左踝关节肿胀减轻，局部瘀斑依旧存在，压痛较上次广泛；外踝部触诊饱满，可触及米粒大小筋节，足内翻、背伸功能受限。治疗及调摄护理同前。

三诊：2011 年 2 月 14 日。患者上次治疗后疼痛进一步减轻，下地可以左足负重用力，跛行步态改善，左踝肿胀进一步减轻。

四诊：2011 年 2 月 18 日。患者疼痛进一步减轻，外踝肿胀消失，跛行基本消失，仅快走时可见。治疗及调摄护理同前。

五诊：2011 年 2 月 21 日。患者疼痛基本消失，跛行消失。治疗及调摄护理同前。

随访：2011 年 2 月 24 日。经向患者本人电话随访，疾病痊愈，症状消失。

按语：孙树椿教授认为，急性软组织损伤的病机在于气滞血瘀。治当活血祛瘀，理气止痛，散结解凝。临床治疗踝关节扭伤的各种手法均应基于此病机。摇拔戳手法有活血祛瘀、舒

望　診　醫　鏡｜清宫正骨流派筋伤治验集

筋活络、理气止痛的作用，施之于踝关节损伤早期有利于筋络的理顺和肿胀的消退，减少组织粘连，有效地治疗踝关节扭伤。

此患者踝关节骨质无异常，仅表现为踝关节损伤，这样的患者其病症有如下临床特点：①患病时间比较长；②有踝关节扭伤病史；③疼痛部位往往在外踝尖处；④在外踝尖下方或者前方可触及大米粒样的筋节，多位于皮下，触按时疼痛剧烈，故触摸时一定要轻，以患者不痛为度。

四、腰骶关节损伤（后伸受限）

患者刘某，男，44岁。

初诊：2011年7月6日。主诉：因搬重物后腰骶部疼痛1天。现病史：患者因搬重物后腰骶部疼痛1天而来就诊。既往体健，无特殊病史可载。否认药物、食物过敏史。生于原籍，否认疫地长居史，否认肝炎、结核病史。家族成员体健，否认家族遗传病及精神病史。望闻切诊：叉腰走入诊室，强迫体位，腰椎后伸受限明显，腰骶部正中压痛阳性，咳嗽征阳性，坐下和站立时困难，余阴性。舌淡，苔薄白，脉弦。影像学检查：腰椎轻度退行性变，L5～S1关节突关节呈冠状位，生理曲度稍变直。

辨证分析：腰部筋肉急性损伤或慢性劳损，而使颈筋损伤撕裂，血不循经，溢于脉外，瘀阻不行，气机受阻，不通则痛，而发为本病。

中医诊断：腰部筋伤（气滞血瘀）。

西医诊断：腰骶关节损伤。

治疗：坐位晃腰法（图 3 – 13 ~ 3 – 16）治疗。

调摄护理：①避风寒，禁提重物；②在无痛范围内适当运动；③局部可以热敷、理疗治疗；④症状消失后要加强腰背肌功能锻炼，防止复发。

二诊：2011 年 7 月 13 日。患者病情明显好转，腰痛症状减轻，屈伸活动改善。治疗仍同前。

治疗完毕后，患者腰骶部疼痛症状明显减轻，强迫体位消失，坐下和站立时动作自如，行走时不用叉腰，腰椎后伸功能明显改善，患者非常满意。

按语：坐位晃腰法治疗腰骶关节损伤（后伸受限）效果明显，但仅适用于青壮年。此手法起效的关键点是医者膝关节抵住患处及向上提拉时所用合力的大小及协调程度。

五、腰骶关节损伤（前屈受限）

患者张某，男，26 岁。

初诊：2010 年 10 月 14 日。主诉：腰部扭伤疼痛 2 天。现病史：患者 2 天前扭伤腰部，当时即感疼痛，尤以翻身及弯腰时疼痛明显。既往体健，无特殊病史。否认药物、食物过敏史。生于原籍，否认疫地长居史，否认肝炎、结核病史。家族成员体健，否认家族遗传病及精神病史。望闻切诊：腰椎活动受限，前屈40°，后伸10°，左右侧屈各20°；双下肢肌力、肌张力未见异常；JOA评分为20分；舌淡，苔薄白，脉弦。

辨证分析：跌仆外伤，损伤经脉气血，或因久病，气血运行不畅，或体位不正，腰部用力不当，屏气闪挫，导致经络气血凝滞不通，均可使瘀血留着腰部而发生疼痛。

中医诊断：腰部筋伤（气滞血瘀）。

西医诊断：腰骶关节损伤。

治疗：弯腰挺立法治疗。

二诊： 2010年10月21日。患者病情明显好转。腰部疼痛消除，仅在久坐时疼痛，JOA评分为29分。望闻切诊：腰椎活动正常，未见明显压痛点，双下肢肌力、肌张力正常。舌淡，苔薄白，脉弦。

诊疗结局：痊愈。

按语： 弯腰挺立法对腰骶关节损伤，尤其是腰椎前屈受限者效果良好。腰骶关节损伤诊断要点如下。

（1）一般均有腰扭伤、臀部坠伤或重体力劳动史，有符合骶髂关节错位机制的外伤史。

（2）患侧下肢不能负重，不能端坐，严重者疼痛可向股骨大转子外侧及大腿前方放散，患侧下肢因疼痛不敢负重或咳嗽、喷嚏、弯腰、翻身、仰卧均可引起疼痛加剧。活动受限，骨盆旋转困难，常采取手掌撑住病侧臀上部、躯干偏向病侧并略微前倾之姿势。平卧困难，常采取髋膝略屈之健侧卧位。少部分病人出现小腿外侧麻痛，患侧下肢后伸引起局部疼痛。下腰部一侧疼痛放射至臀部、腹股沟区及会阴部。

（3）患侧骶髂部有明显压痛，髂后上棘和骶髂关节部有肿胀，耻骨联合处压痛。有时可触及痛性筋结。叩击疼痛可向臀部及下肢放射。下肢纵向叩击痛，两侧髂后上棘不等高。

（4）下肢不等长（相对长度）。

（5）屈髋屈膝试验、"4"字试验、直腿抬高试验、单腿跳跃试验、床边试验、对抗性髋外展试验、骨盆分离挤压试验均可阳性，但屈颈和挺腹试验为阴性。

（6）骨盆 X 线片未见明显异常，有时可显示患侧骶髂关节密度增高，关节下缘骨质增生，两侧关节间隙不等或重叠、毛糙。髂骨横径宽窄改变；闭孔大小、形状改变；股骨颈变长或短。X 线检查可排除骶髂关节骨性病变。

六、极外侧腰椎间盘突出症

患者王某，女，54 岁。

初诊：2008 年 8 月 20 日。主诉：腰部酸痛伴左下肢疼痛 1 个月。现病史：患者于 1 个月前无明显诱因出现腰部酸痛伴左下肢疼痛，尤以大腿后外侧为甚，遇寒加重，得温及休息后疼痛减轻。既往体健，无特殊病史。否认药物、食物过敏史。生于原籍，否认疫地长居史，否认肝炎、结核病史。已婚，孕

2 产 2，14 岁初潮，51 岁闭经。家族成员体健，否认家族遗传病及精神病史。望闻切诊：腰椎活动受限，左侧直腿抬高试验45°阳性。舌淡，苔红，脉沉。影像学检查：腰部 X 线片（图4-7）和 CT（图4-8）示腰椎间盘突出。

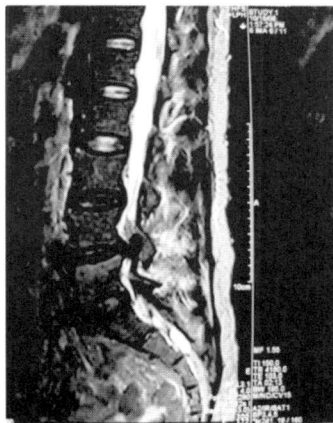

图 4-7　王某腰部 X 线片　　　　**图 4-8　王某腰部 CT**

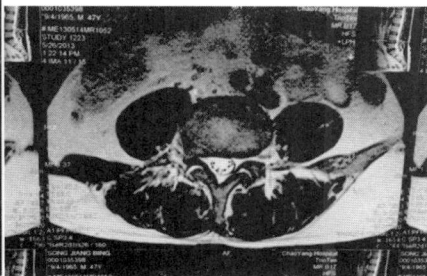

辨证分析：经络与脏腑功能的失调和腰痛的发生有密切的关系，引发本病的原因，一是外伤，二是劳损，三是肾气不足、精气衰微、筋脉失养，四为风、寒、湿、热之邪流注经络，使经络困阻，气滞血瘀，不通则痛。《灵枢·百病始生》："是故虚邪之中人也……留而不去则传舍于输，在输之时，六经不通，四肢则肢节痛，腰脊乃强。"《诸病源候论·腰脚疼痛候》："肾气不足，受风邪之所为也，劳伤则肾虚，虚则受于风冷，风冷与正气交争，故腰脚痛。"

中医诊断：痛痹（肾气不足，寒湿搏结）。

西医诊断：腰椎间盘突出症。

治疗：中药内服＋手法治疗。手法选用腰部三扳疗法，中药方选独活寄生汤加减。

中药处方：

独活 12 g	桑寄生 15 g	宣木瓜 15 g
千年健 16 g	细辛 3 g	白芍 21 g
五加皮 12 g	川芎 15 g	当归 15 g
桂枝 18 g	茯苓 12 g	杜仲 18 g
怀牛膝 12 g	党参 20 g	延胡索 12 g
防风 12 g		

二诊：2008 年 8 月 27 日。患者腰痛减轻，但下肢疼痛依旧存在。望闻切诊：腰椎屈曲受限，L1～L2、L2～L3、L5～S1 棘间正中压痛；双侧直腿抬高试验 60°阳性；双下肢肌力、肌张力正常。舌淡，苔薄白，脉弦。辨证、诊断、治疗皆同前。

按语：极外侧椎间盘突出症临床并不少见，但应注意仔细查体及阅片。髓核自纤维环内突出后即向外上方对发出椎间孔的神经根形成压迫，而神经根由于椎弓根和（或）椎间孔韧带的限制移动余地很小，很容易受压而引起症状。与临床上最常见的后外侧型椎间盘突出有所不同的是，本病压迫部位是在与该节段上椎体同序数的神经根出椎间孔处或椎间孔外，即 L3～L4 椎间盘突出压迫 L3 神经根，L4～L5 和 L5～S1 椎间盘突出分别压迫 L4 和 L5 神经根。

我们认为本病保守治疗多可以取得较好疗效，而有文献报道认为极外侧椎间盘突出症保守治疗难以奏效，多需手术摘除突出的椎间盘组织。我们考虑此种情况可能与极外侧椎间盘突出并存较多的椎间孔内突出有关。

七、左桡骨远端骨折后活动受限

患者赵某，女，63 岁。

初诊：2012 年 11 月 14 日。主诉：左桡骨远端活动障碍 6 个月。现病史：患者于 6 个月前因摔伤导致左桡骨远端科利斯骨折，行手法复位、石膏固定术；拆除石膏后，即感手背肿胀，活动障碍，手指发凉。既往体健，无特殊病史可载。否认药物、食物过敏史。生于原籍，否认疫地长居史，否认肝炎、结核病史。已婚，孕 1 产 1，14 岁初潮，50 岁闭经。家族成员体健，否认家族遗传病及精神病史。望闻切诊：左腕部皮肤色深，微黑；左手皮温较对侧低，桡动脉搏动正常；手指末端屈伸差，腕关节背伸、屈曲受限。舌淡，脉沉细。影像学检查：左手臂 X 线片示左桡骨远端囊性改变（图 4-9）。

辨证分析：脾主运化，化生气血，肾主藏精，脾肾之阳气相互温煦，故谓"先天生后天，后天养先天"。脾肾阳虚，虚寒内生，气血生化不足，精血亏虚，筋骨失于濡养，每易遭受风寒湿邪侵袭而使经络闭阻，不通则痛。

中医诊断：左腕筋伤（脾肾虚寒）。

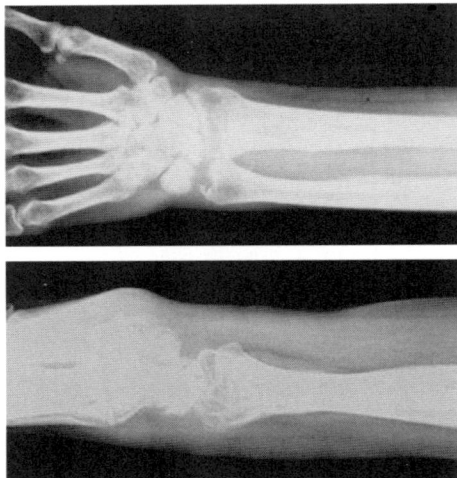

图 4-9　赵某左手臂 X 线片

西医诊断：左桡骨远端囊性改变。

治疗：中药外洗＋手法治疗。

中药处方：

伸筋草 10 g　　　透骨草 10 g　　　海桐皮 10 g

牛膝 10 g　　　　虎杖 10 g　　　　路路通 10 g

川椒 10 g　　　　细辛 6 g　　　　　黄柏 12 g

艾叶 9 g　　　　　香附 9 g　　　　　川芎 12 g

大黄 9 g

7 剂，煎汤外洗，每日 2 次。

手法：拔摇归挤戳按手法（图 4-10）。患者坐位或仰卧位，伤腕伸出，掌心向下。医生站在患者前方，双手握住腕部，双拇指置于背侧。助手站在患者伤肢外侧，双手握住前臂下端，双拇指在上，与医者拇指相对。医者与助手相对拔伸，将腕关节环转摇晃 6~7 次；医者先将患者腕部掌屈，再背伸，同时双手用力向中心挤按，拇指向下戳按伤处。上述手法操作可重复 2~3 次。此手法起效的关键点是戳按，医者拇指在触及关节间隙内筋结后向下戳按，可达到较好效果。

调摄护理：功能锻炼。

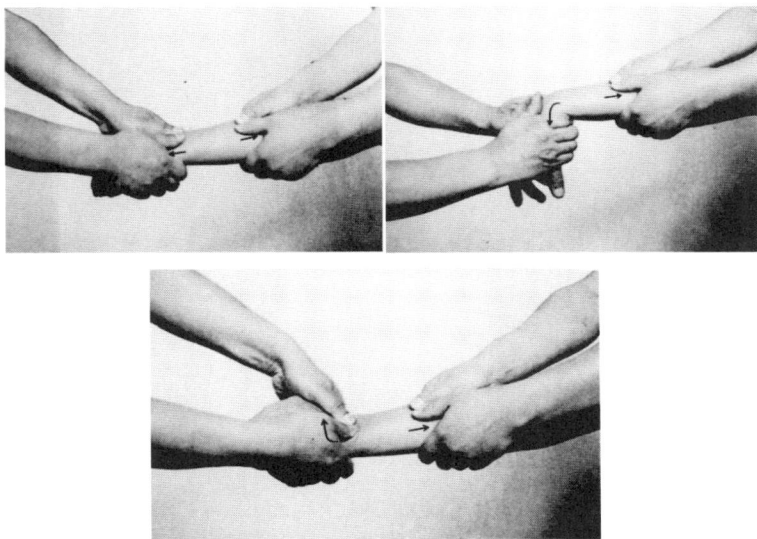

图 4-10　拔摇归挤戳按手法

二诊：2012 年 11 月 21 日。患者病情好转。望闻切诊：左腕部皮肤色深，微黑；左手皮温较对侧低，桡动脉搏动正常；手指末端屈伸差，腕关节背伸、屈曲受限，但较前好转。

中医诊断：左腕筋伤（肝肾亏虚，气滞血瘀）。

西医诊断：前臂骨折固定术后功能障碍。

治疗同前。

三诊：2012 年 11 月 28 日。诊治皆同二诊。

四诊：2012 年 12 月 12 日。诊治皆同二诊。

五诊：2012 年 12 月 19 日。患者病情好转。双侧腕部及手掌皮温对称，左腕屈伸功能明显好转。舌淡，苔薄白，脉弦。诊治同二诊。

诊疗结局：病情好转。评价标准：皮温对称，手腕活动正常。

按语：桡骨远端骨折石膏固定后，应尽早恢复功能锻炼；后期可配合手法治疗。孙树椿教授强调，在筋伤治疗后的恢复中，动是积极的，动静结合，取长补短，相辅相成。静可使伤病肢体得到休养，有利于损伤组织的修复和肢体功能活动的还原。但如果肢体缺乏必要的活动，势必造成循环瘀滞，新陈代谢减弱，关节囊、韧带、筋膜和肌肉等发生弹性降低、挛缩、变性和粘连等一系列改变，这是有害的。动可使肢体得到一定程度的锻炼，促进血液循环，加强新陈代谢，恢复组织性能，解除组织间粘连，从而使伤病得到更快恢复。

八、颈椎性类冠心病

患者陈某，女，44 岁。

初诊：2010 年 8 月 11 日。主诉：心慌、胸闷 1 个月。现病史：患者于 1 个月前无明显诱因出现心慌、胸闷，曾在多家医院就诊，心电图提示心律失常，ST 段改变，口服速效救心丸等，疗效不佳。因患者疾病发作与颈椎屈曲有关，故来我院就医。既往体健，无特殊病史。否认药物、食物过敏史。生于原籍，否认疫地长居史，否认肝炎、结核病史。已婚，孕 1 产 1，14 岁初潮。家族成员体健，否认家族遗传病及精神病史。

望闻切诊：颈项部肌肉紧张、胸锁乳突肌和前斜角肌痉挛，以左侧为重，在其上常可找到痛性筋节。舌淡，苔薄白，脉弦。

中医诊断：心悸（气滞血瘀）。

西医诊断：颈椎性类冠心病。

治疗：颈椎旋转手法（图 4 - 11）治疗。

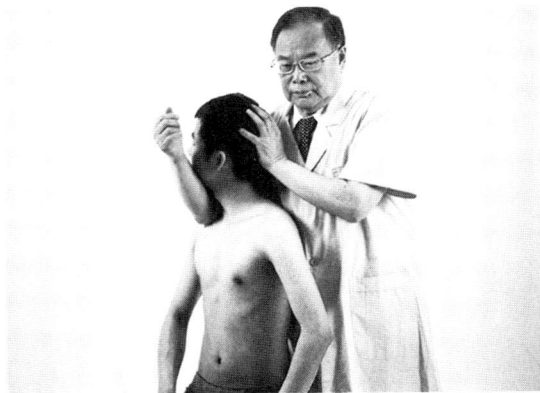

图 4 - 11　颈椎旋转手法

二诊：2010 年 8 月 18 日。患者病情痊愈，无明显不适。

望闻切诊：患者颈椎活动正常，四肢肌力、肌张力均正常。舌淡，苔薄白，脉沉。

诊疗结局：痊愈。

按语：在众多脊椎相关疾病中，颈椎疾患引起的症状复杂多样，可出现包括内脏症状在内的多种表现，其中颈椎性类冠心病较为常见，其症状酷似冠心病样的胸闷、胸痛，并能出现心电图的异常改变。

孙树椿教授认为颈椎性类冠心病在中医学上应归属"痹证"范畴。鉴于筋伤后局部和整体的关系，他指出颈椎病的病因不外内因和外因两大类。外因是引起颈椎病的重要因素，但内因是发病基础。颈椎与全身气血、经络、脏腑密切相关，颈后部是诸阳经的通路，风寒湿邪或劳损、外伤等，可引起颈部经络失常和骨错缝、筋出槽，而骨错缝、筋出槽后可进一步加重经络闭阻，气血运行不畅。病邪留而不去，经络不通，血脉不畅，影响气血的运行和津液的输布，则可使血脉瘀滞，津液停聚而成痰。病情进一步发展，痰瘀互结，病邪由表及里，从经络内犯脏腑，使脏腑气机失调而发病。

九、胸椎后关节紊乱症

患者任某，女，34岁。

初诊：2011年12月9日。主诉：胸背部疼痛，活动受限2天。现病史：患者2天前弯腰抱孩子时，背部听到弹响声，后即感胸背部疼痛，活动受限，尤以夜间翻身、深呼吸及咳嗽时为重，偶有心慌。既往体健，无特殊病史。否认药物、食物过敏史。生于原籍，否认疫地长居史，否认肝炎、结核病史。

未婚未育。家族成员体健，否认家族遗传病及精神病史。望闻切诊：T4 棘突左偏，略高，局部压痛阳性，叩痛阳性，棘旁肌紧张，在 T4 棘旁左侧可触及硬性条索，局部压痛难忍，躲避，余阴性。舌淡，苔薄白，脉弦。影像学检查：胸椎椎体及附件未见异常。

病情分析：肋横突关节从第 1 至第 10 肋由每个肋结节关节面与横突肋凹构成，关节结构亦不稳定。在外伤、劳损、胸椎椎间盘及胸椎韧带退行性变等情况下，胸椎小关节正常位置改变，胸椎内外平衡失调，进而导致胸椎小关节后仰或仰旋移位而紊乱。胸椎小关节紊乱导致神经、血管及周围软组织的功能受到伤害而出现相应的症状和体征。

中医诊断：胸痛（气滞血瘀）。

西医诊断：胸椎后关节紊乱症。

治疗：胸廓提拉复位手法（图 4 – 12）治疗。①局部放松后，患者坐位或站立位，两脚分开与肩同宽，两手指交叉环抱于后枕部；②医者双手从患者腋下穿过，紧握住患者前臂远端，医者胸部贴近患者背部，在深呼吸的同时，骤然将上臂上提，可听到一声清脆的"咯嗒"声；③手法放松后结束治疗。

按语：对于胸椎后关节紊乱症，首先应拍胸椎 X 线片（正、侧位片），目的有二：一是明确诊断；二是除外其他病变，排除手法禁忌证。其次，在行手法整复时注意先放松，上提时，医者胸部要贴紧患者背部；在处理上胸段病变时，患者

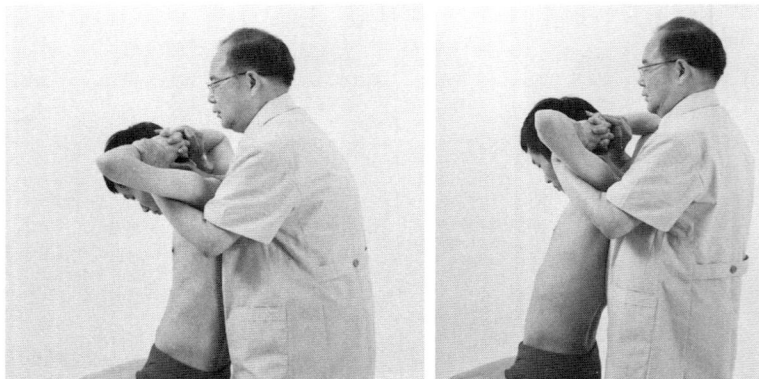

图 4 – 12　胸廓提拉复位手法

整个上身略向后倾斜；在处理中下胸段病变时，患者整个上身略向前屈。

十、椎动脉型颈椎病

患者马某，女，55 岁。

初诊：2010 年 9 月 15 日。主诉：颈部僵硬疼痛、活动受限 1 周。现病史：患者于 1 周前无明显诱因出现颈部僵硬疼痛，活动受限，伴头晕、恶心欲吐。既往体健，无特殊病史可载。否认药物、食物过敏史。生于原籍，否认疫地长居史，否认肝炎、结核病史。已婚，孕 1 产 1，14 岁初潮，51 岁闭经。家族成员体健，否认家族遗传病及精神病史。望闻切诊：颈僵，活动受限，双侧霍夫曼征阴性；四肢肌力、肌张力对称。舌淡，苔薄白，脉弦。影像学检查：颈部 X 线片示颈椎生理曲度正常，顺列尚可，椎间隙不窄，后纵韧带钙化；开口位寰枢椎间隙对称（图4-13）。

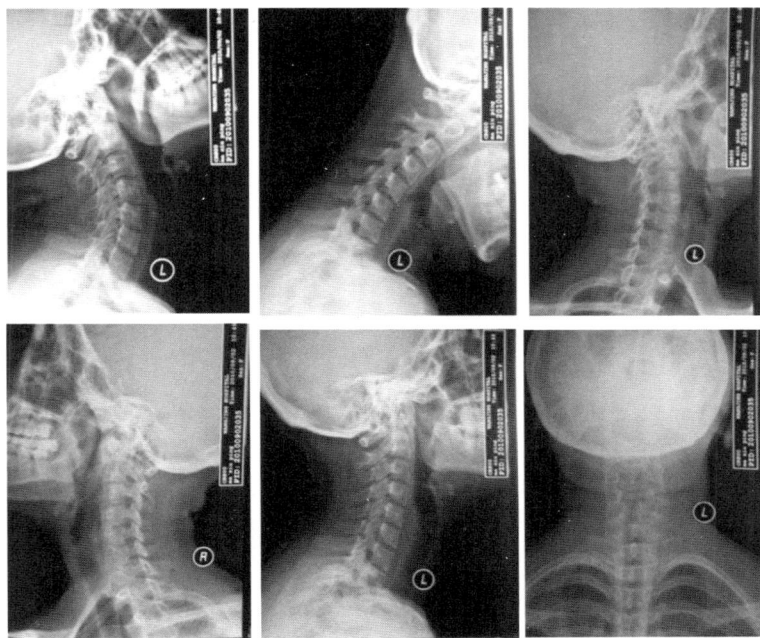

图 4 - 13　马某颈部 X 线片

辨证分析：颈椎部是经络联系人体脏腑器官和气血流通的一个枢纽，颈椎病与足太阳膀胱经、督脉、足少阳胆经和手少阳三焦经关系最为密切。而颈部劳损受累，感受风寒湿邪，老年退行性变或炎症刺激等，均可导致这些经脉失调，进一步影响脏腑功能，发生阴虚肝风内动、血少脑失所养、精亏髓海不足型眩晕。此外，痰浊壅遏或痰火上蒙，亦可导致眩晕。

中医诊断：头晕（肝肾亏虚）。

西医诊断：椎动脉型颈椎病。

治疗：旋提手法（图 4 – 14）治疗。

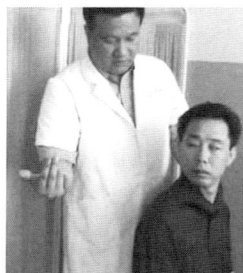
主动旋转

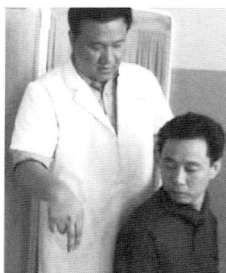
屈曲

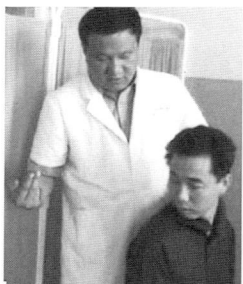
再旋转

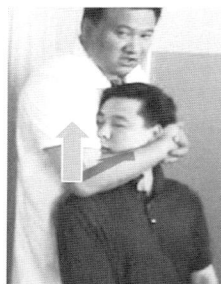
提拉

图 4 – 14　旋提手法

二诊：2010 年 9 月 22 日。患者病情好转，头晕消除，但不敢快速转头。望闻切诊：颈椎活动正常，各棘突无明显压痛，双侧霍夫曼征阴性。舌淡，苔红，脉数。诊断、治疗皆同前。

诊疗结局：病情好转。评价标准：症状减轻。

按语：颈椎调整手法是推拿治疗颈椎病的常用手法，有其理论和临床基础，符合中医"治筋正骨"之理论；颈椎调整手法有一定的指征，不可无目的、无指征使用；无指征的颈椎调整手法应禁止，其原因在于降低了脊柱本身的生物力学调整能力。颈椎调整手法过程中产生的弹响声应顺其自然，不可强求而将之作为手法成功或失败的标志。旋提手法是在孙树椿教授旋转手法的基础上进一步规范化而成，具有易于推广、易于掌握的特点。

椎动脉型颈椎病的主要病变部位为第 6 颈椎以上的颈椎。外伤、劳累等可使 C4～C5 和 C5～C6 水平的钩椎关节出现向侧方增生的骨刺，或后伸性椎体半脱位使上关节突向前滑脱，或关节突骨刺，或后侧型颈椎间盘脱出等。这些病理改变不仅可引起颈周软组织痉挛、炎症刺激或压迫椎动脉而使供血受阻，导致交感神经丛甚至椎基底动脉系统的血管发生痉挛，而且可直接压迫椎动脉，引起椎基底动脉供血不足，进一步导致脑内微循环障碍而致病。引起微循环障碍的原因有：①血管痉挛，管腔变窄；②先天性血管变异，管腔狭窄；③管壁因炎性变而增厚，内膜损伤；④血液瘀滞，血栓形成或血液黏滞度增加；⑤血管退变或硬化等。

窦椎神经是脊神经和交感纤维的混合支，属感觉性及血管运动性神经支，由各脊神经分出，通过椎间孔返回椎管。其受到机械压迫或炎症刺激，可出现颈部疼痛，椎间盘性疼痛或韧带组织的炎性疼痛，而刺激颈交感神经节后纤维，发生瞳孔散大、体位失稳、听觉障碍及头痛等后颈交感神经综合征。

十一、腰椎滑脱

患者李某，男，56岁。

初诊：2013年1月23日。主诉：腰痛伴右下肢疼痛3周。现病史：患者于3周前无明显诱因出现腰痛伴右下肢小腿外侧疼痛，经X线检查诊为"腰椎滑脱"，围腰固定、药物口服、卧床休息后，均无明显好转。既往体健，无特殊病史可载。否认药物、食物过敏史。生于原籍，否认疫地长居史，否认肝炎、结核病史。家族成员体健，否认家族遗传病及精神病史。望闻切诊：腰椎活动正常，双下肢肌力、肌张力正常；双侧直腿抬高试验均为60°阳性。舌淡，苔薄白，脉弦。影像学检查：腰骶部X线片示L5椎体前移（图4-15）。

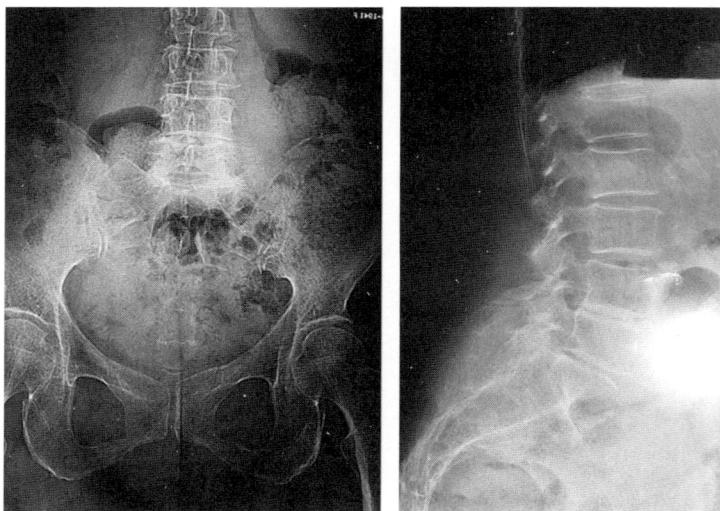

图4-15 李某腰骶部X线片

辨证分析：素体禀赋虚弱，加之劳累过度或房劳过甚，或年老体衰，肾精亏损，无以濡养筋骨致椎间盘退化，或腰部用力不当或强力负重，损伤筋骨，经脉气血瘀滞留于腰部而发为腰腿痛。

中医诊断：腰痛（血瘀气滞）。

西医诊断：腰椎间盘突出症，腰椎滑脱症。

治疗：坐位旋转手法（图3-30）治疗。

二诊：2013 年 1 月 30 日。患者病情好转。仍用前法治疗。

三诊：2013 年 2 月 6 日。患者病情明显好转。仍用前法治疗。

四诊：2013 年 2 月 27 日。患者疾病痊愈。

按语：应用坐位旋转手法治疗腰椎滑脱时应注意：①双腿被捆绑后，旋转前应将身体向前移动，这样捆绑后会更牢固；②旋转过程中手法应轻巧、有力，最好有人协助；③手法完毕后，身体后移，利于松绑；④手法完毕后不要再做腰部手法，可以放松臀及大腿外侧，否则可能影响疗效。

十二、脊髓震荡

患者鞠某，男，36 岁。

初诊：2012 年 7 月 15 日。主诉：颈椎外伤后疼痛伴四肢麻木 1 个月。现病史：患者于 2012 年 6 月 23 日因车祸致伤颈部出现疼痛，不能活动，四肢麻木，双手不能活动，于 2012 年 6 月 24 日及 27 日在内蒙古某医院先后行颈椎前、后路手术治疗。术后诸症平稳，自感颈部疼痛，四肢麻木，不能下地行走。望闻切诊：平车推入诊室，不能下地站立；颈椎活动受限，不能转动；双上肢抬举无力；双侧三角肌、肱二头肌、肱三头肌肌力 3⁻ 级；双侧霍夫曼征阳性；双侧髂腰肌、股四头肌肌力 3⁻ 级；双侧髌阵挛、踝阵挛阳性；JOA 评分 9 分。舌质红，苔薄白，脉弦。

辨证分析：肝主筋而为藏血之脏，肝血充足则筋脉强劲束骨而利关节，静则可以保护诸骨，充养骨髓；动则可以约束诸骨，免致活动过度，损伤关节。外伤而致筋骨受损，骨错筋离，气血溢于脉外，气滞血瘀，经络不通而导致四末不濡，不荣则痛。

中医诊断：痹证（气滞血瘀）。

西医诊断：颈椎挥鞭样损伤。

治疗：①西药予神经妥乐平每次 180 mg，每日 1 次，连续静点 6 天；②手法点穴，取穴手三里、内关、曲池、合谷、足三里、悬钟；③功能锻炼，采用四肢运动疗法；④肌肉收缩锻炼，如踝泵运动、股四头肌锻炼、肱三头肌锻炼。

调摄护理：注意心理调节；防外伤；避免并发症。

二诊： 2012 年 12 月 14 日。患者病情明显好转。颈椎活动正常，双手偶感麻木。望闻切诊：行走自如；颈椎活动正常；双上肢抬举正常；双侧三角肌、肱二头肌、肱三头肌肌力5⁻级；双侧霍夫曼征阳性；双侧髂腰肌、股四头肌肌力5⁻级；双侧髌阵挛、踝阵挛阳性；JOA 评分为 15 分；舌淡，苔薄白，脉弦。

辨证、诊断：皆同前。

调摄护理：①需继续戴颈托 3～5 个月；②避免颈部剧烈运动，防止跌倒；③纠正与改变工作中的不良姿势；④继续加强肢体的功能锻炼；⑤定期门诊复查，复查时间为术后 1 个月、3 个月、6 个月和 12 个月；⑥告诫患者禁烟，据文献报道，吸烟影响植骨融合率，故术后应戒烟 3 个月。

诊疗结局：疾病好转，评价标准采用颈椎 JOA17 分法。

按语： 挥鞭样损伤（whiplash injury）是一种特殊的颈椎、颈髓损伤，指由于身体剧烈加速或减速运动而头部的运动不同步，致颈椎连续过度伸屈而造成的颈髓损伤。当各种高速前进的机动车急剧刹车，或在停车后突然受到后方高速行驶的车辆撞击，如车座靠背太矮，头颈部无座靠抵挡，乘车人由于身体猛然向前运动，头颈部后仰，继而前倾，发生过伸展及过屈曲性运动，使黄韧带向椎管内皱折，压迫脊髓，或发生脊椎脱位，造成挫伤、出血。健康人颈椎屈伸活动度以 C4～C5 和 C5～C6 为最大，而 C1～C3 及 C6～C7 的屈伸活动度较小。可将 C6、C7 比作鞭柄，而将上部颈椎比作鞭条，故 C5、C6 常发生损伤，C1、C2 或寰枕关节亦可发生。损伤可见韧带或关节束撕裂、关节内出血及软骨撕脱。严重者亦可造成关节脱位、骨折及颈髓受损。

颈椎挥鞭样损伤在 MRI 上的表现如下。软组织损伤表现为：①椎前筋膜出血水肿；②前纵韧带断裂；③椎间盘损伤；④后纵韧带断裂；⑤颈髓出血水肿；⑥颈后韧带复合体损伤。骨损伤表现为：①椎体前缘或骨赘撕脱骨折；②附件断裂骨折；③颈椎骨挫伤；④颈椎位移。

孙树椿教授指出：针对本案，脊髓休克的术后康复应尽早开始；手法点穴及被动功能活动不可或缺；辅助器械不容忽视。

十三、桡神经损伤

患者李某，女，20 岁。

初诊：2012 年 11 月 28 日。主诉：右腕关节背伸无力 3 周。现病史：患者于 3 周前因外伤导致右肱骨干下 1/3 骨折，我院骨伤综合科诊为"右肱骨干骨折、桡神经损伤"，行"钢板螺钉内固定、右神经探查术"，术后右肘疼痛缓解，但腕及手指背伸无力无明显改善。既往体健，无特殊病史可载。否认药物、食物过敏史。生于原籍，无疫地长居史，否认肝炎、结核病史。未婚未育，14 岁月经初潮。家族成员体健。望闻切诊：右上臂可见手术瘢痕；垂腕、垂指、前臂旋前畸形、手背桡侧尤以虎口部皮肤有麻木感或感觉障碍。桡侧腕长伸肌、腕短伸肌，旋后肌，伸指总肌，尺侧腕伸肌及示指、小指固有伸肌肌力均为 0 级。肱二头肌、肱三头肌反射右侧未引出。舌淡，苔薄白，脉弦。影像学检查：手臂 X 线片示右肱骨骨折内固定术后改变（图 4-16）。

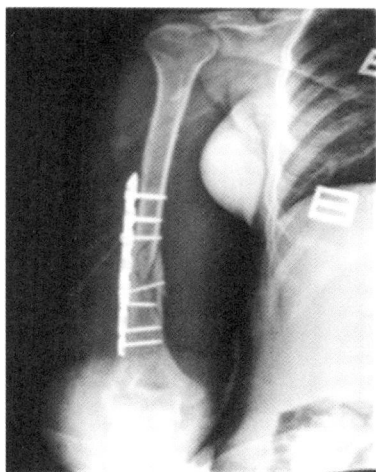

图 4-16 李某右手臂 X 线片

病情分析：桡神经起于 C5～C8 髓节，也常有胸段髓节神经根参加，支配桡侧伸腕、伸指诸肌和前臂背侧直至腕关节桡侧缘的皮肤。桡神经贴近骨质，此处肱骨骨折时，桡神经易受损伤；骨痂生长过多或桡骨头脱臼也可压迫桡神经。

中医诊断：右肘筋伤（气滞血瘀）。

西医诊断：右桡神经损伤。

治疗：①西药予神经妥乐平每次 180 mg，每日 1 次，连续静点 6 天；②手法采用滚揉捏捻法进行治疗；③住院治疗。手法操作如下。患者取仰卧位或坐位，医生可取坐位或立位。医者在患者前臂背侧施以㨰法，从近端到远端直至手背及手指背侧，上下多次往返㨰动，治疗重点是前臂伸肌群，约10分钟。拿前臂伸肌，指揉曲池、手三里、阳溪、外关诸穴，拿合谷，并交替使用，约5分钟。分别捻、抹诸掌指，及指间关节，摇动腕关节及诸掌指关节，以防止诸指呈半屈曲位僵直性挛缩。最后以擦法施于前臂桡侧背部，使适度热力透发于患处以巩固疗效。

二诊： 2013年1月23日。患者病情好转。望闻切诊：右上臂可见手术瘢痕；垂腕、垂指、前臂旋前畸形、手背桡侧尤以虎口部皮肤有麻木感或感觉障碍。桡侧腕长伸肌、腕短伸肌，旋后肌，指总伸肌，尺侧腕伸肌及示指、小指固有伸肌肌力改善，均为3级。肱二头肌、肱三头肌反射右侧未引出。舌淡，苔薄白，脉弦。

诊疗结局：病情好转。

按语： 桡神经在肱骨中、下1/3交界处紧贴肱骨，因此该处骨折最易导致桡神经损伤，主要表现为伸腕、伸指障碍，前臂旋后受限及手背桡侧和桡侧3个半手指背面皮肤，尤其是虎口区域出现麻木或感觉障碍。典型的畸形是垂腕。桡神经损伤由桡骨小头脱位或前臂背侧近端骨间背侧桡神经损伤引起，则桡侧腕长伸肌功能通常保持完好，伸腕功能基本正常，而仅有伸指和手部感觉障碍。此外，桡神经损伤还可能引起前臂旋前畸形。由肱骨干骨折或骨痂压迫所致的损伤一般不会伴有肱三头肌麻痹。桡骨小头脱位虽可引起桡神经深支损伤，导致各伸指肌瘫痪，但由于桡侧腕长伸肌功能正常，因此不会出现垂腕畸形，亦无虎口背侧皮肤感觉丧失。

桡神经损伤后感觉障碍不明显，但运动障碍很严重。康复的重点为恢复运动功能。应用支具使腕背伸30°、指关节伸展、拇指外展，并进行被动运动（图4-17），以避免关节强直和肌腱挛缩。如已经发生了挛缩，则可进行被动牵伸、按摩、超声波治疗、中频电疗、温热治疗等。伸腕伸指肌的锻炼方法较简单，应鼓励患者回家后继续锻炼。

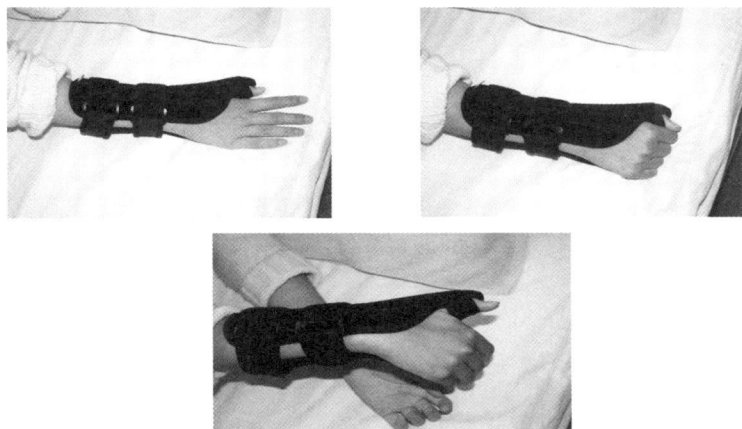

图4-17 戴支具进行被动运动

十四、腰肌劳损

患者刘某，女，57岁。

初诊：2012年11月28日。主诉：腰部疼痛6个月余，加重2天。现病史：患者于2天前因久坐、受寒后，弯腰抱孩子出现腰骶部酸疼，屈伸不利。虽经卧床后无缓解，于今日就诊。既往体健，无特殊病史可载。否认药物、食物过敏史。生于原籍，无疫地长居史，否认肝炎、结核病史。孕1产1，14岁月经初潮，51岁闭经。家族成员均体健。望闻切诊：腰椎平直，屈曲受限；双侧骶棘肌紧张，L5～S1棘旁及双侧骶髂关节处压痛；右侧下肢略长；双侧直腿抬高试验均为70°阴性。舌淡，苔薄白，脉细。影像学检查：腰椎X线片示腰椎顺列，生理曲度可，略显侧弯；诸椎体缘无骨质增生改变，诸椎间隙无明显狭窄；周围软组织未见异常（图4-18）。

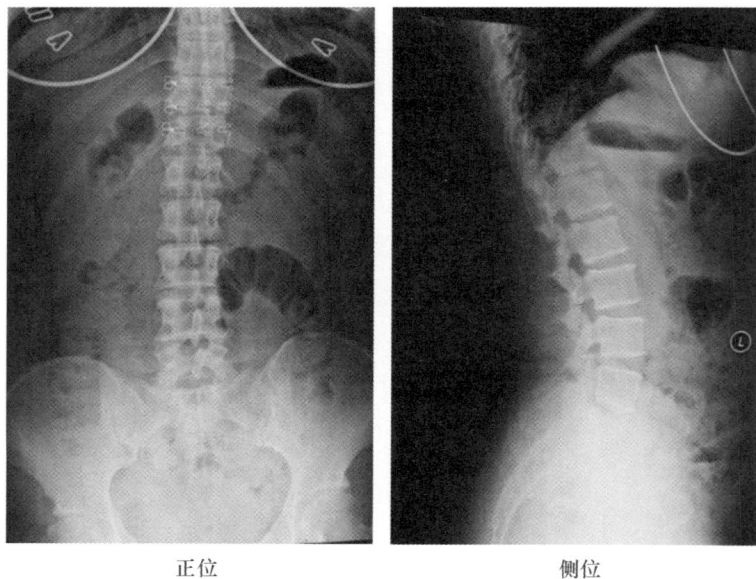

正位　　　　　　　　　　　　　　侧位

图4-18　刘某腰椎X线片（正位＋侧位）

辨证分析：劳逸不当，长期从事弯腰活动或工作，损伤腰背部肌肉筋膜，使血液凝滞，造成本病。

中医诊断：腰部筋伤，腰肌劳损（肝肾亏虚）。

西医诊断：腰肌劳损，腰扭伤。

治疗：手法治疗。腰椎放松＋卧位侧扳＋髋骨理缝＋弯腰挺立法。

调摄护理：辨证调护，卧硬床、保暖、避风寒；腰背肌功能锻炼，如小燕飞。

按语： 孙树椿教授指出，此患者症状长期不愈与临床医生诊治不全面有直接关系，询问病史可知，之前没有一个医生强调腰背肌功能锻炼的重要性，而且也没有指导腰背肌功能锻炼的正确方法。中医骨伤强调"三分治疗七分锻炼"，"练功疗法"是治疗筋伤疾患的重要方法，临床不能忽视。应用"练功疗法"时应注意以下几点：首先，详查病情，合理锻炼；其次，要动静结合，主动为主；最后，要循序渐进，贵在坚持。

做髋骨理缝手法操作时，注意选择拇指的位置，不应有滑动；做弯腰挺立手法操作时，注意应将患者抱起后再上举抛出。

十五、前臂桡骨远端骨折伴腰椎压缩骨折

患者黄某，女，64 岁。

初诊： 2013 年 5 月 29 日。主诉：外伤后腰部疼痛、右腕肿胀活动受限 1 小时。现病史：患者于 1 小时前因摔伤致腰部

疼痛，右腕关节肿胀、疼痛，活动受限。既往有高血压、糖尿病、高脂血症病史20年。否认药物、食物过敏史。生于原籍，无疫地长居史，否认肝炎、结核病史。家族成员均体健。望闻切诊：右腕关节肿胀、餐叉畸形，活动受限；L1 棘突压痛、叩击痛阳性；双下肢肌力、肌张力对称。舌淡，苔薄白，脉弦。影像学检查：2013 年 6 月 5 日行腰椎 X 线检查（图4 - 19）与右腕关节 X 线检查（图4 - 20），示 L1 压缩性骨折、右腕桡骨远端骨折。

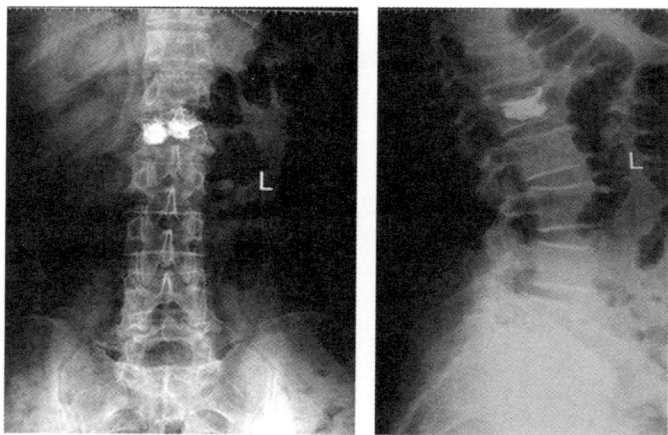

图4 - 19　黄某腰椎 X 线片

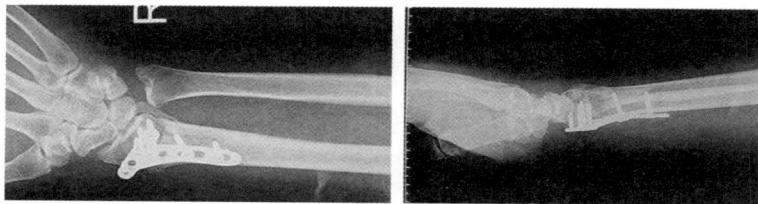

图4 - 20　黄某右腕关节 X 线片

辨证分析：外伤后骨断筋离，经血离于脉外，故见局部畸形，功能障碍；气血瘀滞，经络不通，故可见局部疼痛。

中医诊断：骨断筋离（气滞血瘀）。

西医诊断：右桡骨远端骨折，L1 椎体压缩性骨折。

治疗：①中成药虎力散胶囊 2 盒，每次 1 粒（0.3 g），每日 2 次，口服；②住院手术治疗。

二诊：2013 年 7 月 12 日。患者病情明显好转，可以自由活动，右腕疼痛消失。

按语：前臂桡骨远端骨折无移位者，可以采取保守治疗，但手法保守治疗不是万能的，有时手术既能减少患者的痛苦，又能缩短治疗的时间。孙树椿教授指出，针对桡骨远端骨折，以下情况应考虑手术治疗：背侧粉碎的范围超过掌背侧距离的 1/2；干骺端掌侧骨折粉碎；原始背倾角≤20°，骨折移位≥1 mm，骨折短缩≥5 mm；关节内骨折；合并尺骨骨折；严重骨质疏松。

十六、创伤性滑膜炎

患者张某，男，15 岁。

初诊：2013 年 4 月 10 日。主诉：右膝外伤后肿痛、活动受限 9 天。现病史：患者于 9 天前因滑雪时扭伤右膝关节，当时即感疼痛、活动受限，不敢负重；在当地医院经 MRI 检查诊为"右膝内侧副韧带损伤"，接受药物外用治疗，疼痛没有减轻，反而肿胀加重，遂于今日来我院求医。望闻切诊：右膝及小腿肿胀，可见散在瘀斑（图4-21）；右膝内侧间隙处压痛，浮髌试验阳性；侧方应力试验阳性。影像学检查：膝关节X线片示右膝内侧副韧带损伤，胫骨平台骨挫伤（图4-22）。

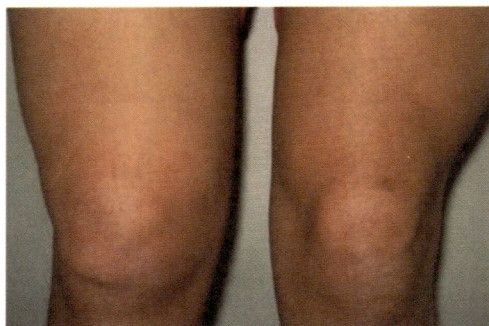

图4-21 张某膝关节照片

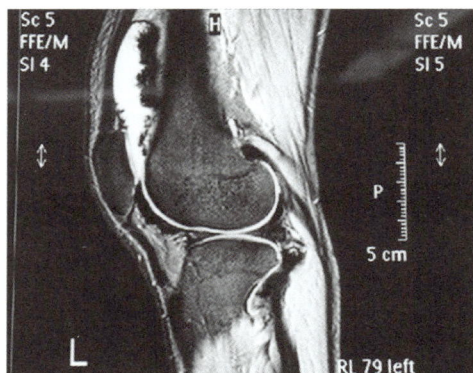

图4-22 张某膝关节X线片

辨证分析：本病属于中医痹证、筋伤、骨痿范畴。膝为肝脾肾三经所系，乃筋骨肉之大会，赖血濡之，由于局部创伤，气血逆乱、血瘀气滞、脉络痹阻、津液失布、化湿化热潴留局部，而致膝关节红肿热痛、功能受限，日久瘀血凝结，湿热成痰，使病情加重，缠绵难愈。故治疗上当辨证施治，活血祛瘀与祛风、除湿、散寒并举。

中医诊断：右膝筋伤（气滞血瘀）。

西医诊断：右膝内侧副韧带损伤，创伤性滑膜炎。

治疗：以活血化瘀为治则，选用滑膜炎方加减外洗。

中药处方：

桃仁 10 g	红花 10 g	当归 10 g
赤芍 10 g	泽泻 12 g	萆薢 15 g
黄芩 10 g	紫花地丁 30 g	怀牛膝 10g
苍术 10 g	香附 10 g	苏木 6 g
鸡血藤 12 g	黄柏 6 g	

调摄护理：护膝固定；局部制动，避免刺激；必须卧床休息，避免行走及站立；股四头肌静止舒缩功能锻炼以增强肌力，恢复关节稳定性，避免滑膜炎的复发。

十七、膝关节滑膜炎

患者李某，男，56 岁。

初诊：2013 年 5 月 22 日。主诉：左膝关节疼痛 2 周。现病史：患者于 2 周前因扭伤致左膝关节疼痛、肿胀、活动受限。望闻切诊：左膝关节肿胀、髌周压痛，浮髌试验阳性

（图 4 - 23）。

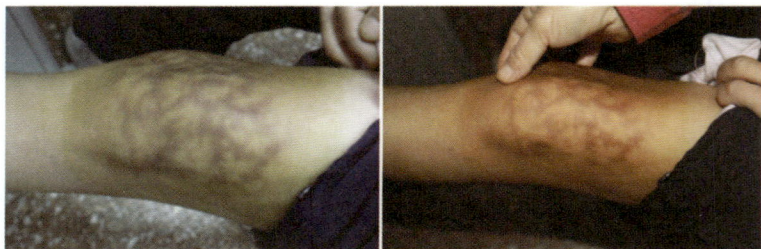

图 4 - 23　李某膝关节照片

辨证分析：邪热壅于经脉、关节，气血郁滞不通，致局部红肿灼热，关节疼痛不能屈伸。病位在里，其性属热。

中医诊断：膝痛（气滞血瘀）。

西医诊断：左膝关节滑膜炎。

治疗：以消肿利水、通经止痛为治则，选用滑膜炎方加减外洗。

中药处方：

红花 9 g	当归 9 g	赤芍 12 g
泽泻 12 g	萆薢 9 g	黄芩 15 g
紫花地丁 30 g	怀牛膝 12 g	苍术 9 g
香附 6 g	苏木 9 g	桃仁 9 g

调摄护理：护膝固定 2 周。

按语：滑膜炎方是孙树椿教授在刘老宫廷方上肢外洗方、下肢外洗方的基础上，根据多年临床经验结合自己体会加减而成的，但使用时要温度、时间适中，治疗后要将残留的药液擦干，否则对皮肤有刺激作用。

十八、肌萎缩型颈椎病

患者李某，女，60岁。

初诊：2013年4月24日。主诉：左上肢疼痛无力3周。现病史：患者于3周前因受寒出现左上肢疼痛、无力，在外院诊为"混合型颈椎病"，接受"激素及脱水剂静点"，效果欠佳，遂于今日来我院就医。望闻切诊：表情痛苦，颈椎僵硬，活动受限；左上肢上举无力，三角肌肌力正常，左侧肱二头肌肌力3级；骨间肌肌力正常；双侧霍夫曼征阴性。双下肢肌力、肌张力及腱反射均正常。影像学检查：颈椎X线片示生理曲度变直，多阶段椎间隙狭窄，部分椎体前缘骨质增生，项韧带钙化（图4-24）。

辨证分析：肝肾久虚，筋骨痿弱，渐觉肢体沉重，步履不利，肢冷不温，肌肉痿细。如兼气血不足，经脉空虚，筋骨失养，宗筋弛纵，则症状逐步加重。

中医诊断：痿证（肝肾亏虚）。

西医诊断：肌萎缩型颈椎病。

治疗：手法治疗。

预备手法——揉捻法：患者正坐，术者位于患者身后，用双手拇指指腹交替在两侧颈部自上而下做回旋揉捻，用力均匀，力量深达肌肉。

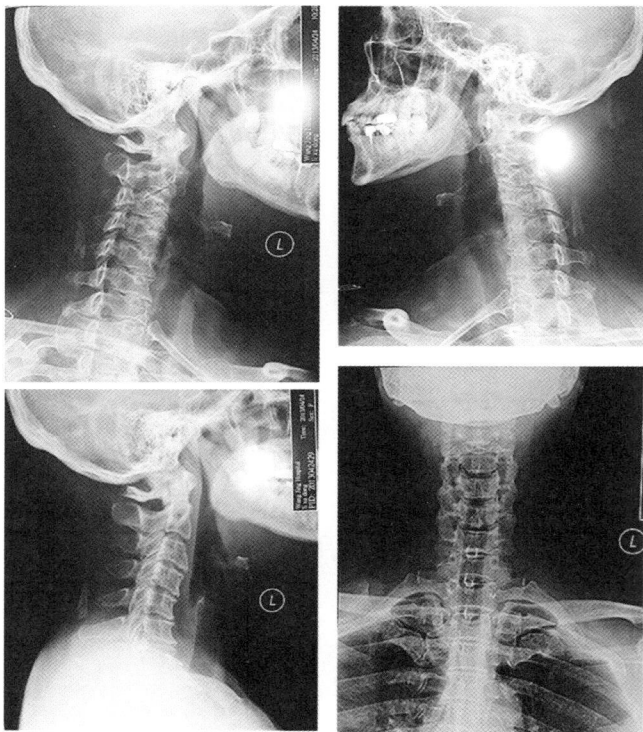

图 4 – 24　李某颈椎 X 线片

治疗手法：患者取正坐位，术者立于患者身后，稍微侧身。以右旋为例，用右手或右前臂置于患者颌下，左手托住枕部，转提同时，将患者头颈右旋至有固定感，右臂再稍加用力以右旋颈部，此时即可听到一连串的弹响声。

善后手法：①戳法：用双手掌桡侧在两侧颈部交错揉散，做 2~3 遍；②拿法：用拇指扣掌与其余四指的指腹相对用力，在肩部拿捏，拇指做环行运动，持续 1~2 分钟；③归合法：双手交叉，以两手掌大小鱼际至患者颈部及肩部相对归挤，自上而下，做 2~3 遍。

按语：肌萎缩型颈椎病多为急性发病。患者除主诉肌无力外，一般不伴有其他症状，但在肌无力出现前可能有轻度麻木与钝痛的神经症状。检查时可能有下肢深反射亢进的脊髓受压体征，没有疼痛与感觉障碍，或感觉障碍非常轻微。肌萎缩型颈椎病作为临床上较少见且不典型的一类颈椎病，常易造成漏诊及误诊，其主要表现为：①多数为上肢近端肩带肌的萎缩、无力，少数可累及远端肌，肌无力、肌萎缩呈节段性、不对称性分布；②不伴或仅有轻微的根性或髓性症状，患肢感觉障碍不明显，病理征多阴性，下肢多不受累，如受累亦轻微，无膀胱功能障碍；③影像学检查见椎间孔狭窄明显，MRI 可见脊髓中央或旁中央、椎间孔部分受压，或出现"蛇眼征"；④电生理检查提示受累肌肉呈神经源性损害。另外，要排除其他原因导致的周围神经病变可能。部分患者在肌萎缩出现后的不同时间可出现感觉损害。

十九、先天性融椎

患者王某，女，33 岁。

初诊：2013 年 6 月 17 日。主诉：头晕头痛 3 个月。现病史：患者于 3 个月前无明显诱因出现头晕头痛，立即测血压未见异常。经休息及理疗后，未见明显缓解，于今日来我院就医。既往体健，无特殊病史可载。否认药物、食物过敏史。生于原籍，无疫地长居史，否认肝炎、结核病史。未婚未育。家族成员均体健。颈椎活动受限，颈肌紧张，C2～C3 棘旁压痛，双侧霍夫曼征阴性；双侧臂丛牵拉试验阴性；舌淡，苔薄白，脉弦。影像学检查：颈椎 X 线片示先天性融椎（图 4-25）。

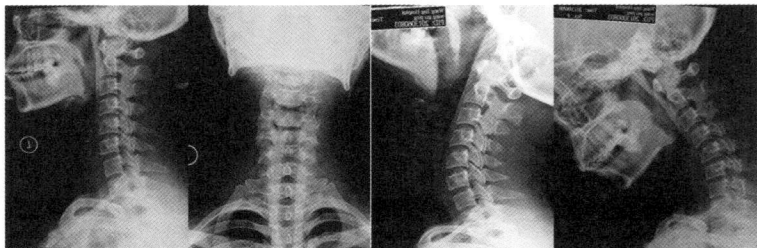

图 4-25　王某颈椎 X 线片

病情分析：颈椎发育畸形可为全部颈椎或几个颈椎融合，也可为椎体、椎板、椎弓和棘突的局部融合。畸形发生的原因并不清楚。通常认为，在胚胎发育过程中，椎骨之间的间叶组织未能正常发育成椎间盘而逐渐软骨化，并最终骨化，使相邻的椎体之间形成了融合，导致先天性融椎。少数先天性融椎与遗传有关。

中医诊断：眩晕（肝肾不足）。

西医诊断：先天性融椎（C2～C3 关节突融合）。

治疗：颈椎旋提手法，每周 1 次。共 5 次。

随访：2013 年 7 月 22 日。患者病情明显好转，仅在快速转头及长期低头时偶有反复。

按语： 先天性颈椎畸形可见于全椎体，也可见于部分椎体，但发病的原因不是椎体融合，而是力学结构改变后，其他位置受到影响。对此类患者行手法治疗时，要格外慎重，因可在早期出现神经症状，应予以高度重视。对无神经症状者，应随访观察，防止颈部外伤，减少颈部活动或局部颈托固定；对出现神经症状者，可采用相应的减压和稳定手术。

二十、腰椎间盘突出症伴骨质疏松症

患者闫某，男，73 岁。

初诊： 2013 年 7 月 23 日。主诉：腰部酸痛 20 年，加重 1 年。现病史：患者于 20 年前无明显原因出现腰部酸痛，遇寒及劳累加重，活动或休息后疼痛减轻，得温痛亦减；1 年前在某医院诊为"腰椎间盘突出症，腰椎骨质疏松症"，给予"骨水泥加固及椎弓根系统内固定治疗"。术后当时症状减轻，但 1 个月后诸症反复，虽经理疗及卧床休息后仍无缓解，遂于今日求医。望闻切诊：腰部僵硬，后背正中可见一约 15 cm 手术切口；L4～S1 棘间及两侧压痛，腰椎活动受限；双下肢直腿抬高试验阴性，双下肢肌力、肌张力未见异常；舌淡，苔白，脉沉。影像学检查：腰椎 X 线片示腰椎内固定术后，腰椎顺列及生理曲度可，诸椎间隙无明显狭窄，未发现继发椎体楔形变（图 4－26）。

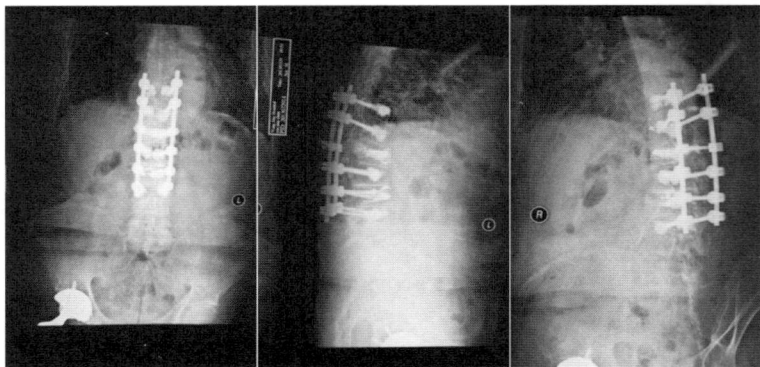

图 4 - 26　闫某腰椎 X 线片

辨证分析：患者由于术后虚弱，加之劳累过度或房劳过甚，以致肾精亏损，无以濡养筋骨致椎间盘退化，或腰部用力不当或强力负重，损伤筋骨，经脉气血瘀滞留于腰部而发为腰腿痛。

中医诊断：腰痛（肝肾亏虚）。

西医诊断：腰椎间盘突出症，腰椎骨质疏松症，右髋全髋置换术后。

治疗：以补益肝肾为法，处方为独活寄生汤（用药略）。7 剂，水煎服，日 1 剂。

二十一、腰椎内固定的探讨

患者冯某，男，69 岁。

初诊：2012 年 4 月 19 日。主诉：双下肢酸沉、麻木 3 年，加重 3 个月。现病史：患者 3 年前无明显诱因出现双大腿后侧酸痛，步行约500米后即感双下肢酸沉、麻木，行走受限，休息数分钟后可继续行走，再行走短距离后即感酸麻加重。既往有腰痛病史20年，高血压病史10年，肝炎病史10年。否认药物、食物过敏史。望闻切诊：腰椎后伸受限，双侧直腿抬高试验阴性，双下肢肌力、肌张力未见异常，右跟腱反射未引出；舌淡，苔红，脉弦数。影像学检查：腰椎MRI及X线片示多节段腰椎间盘突出（图4-27）。

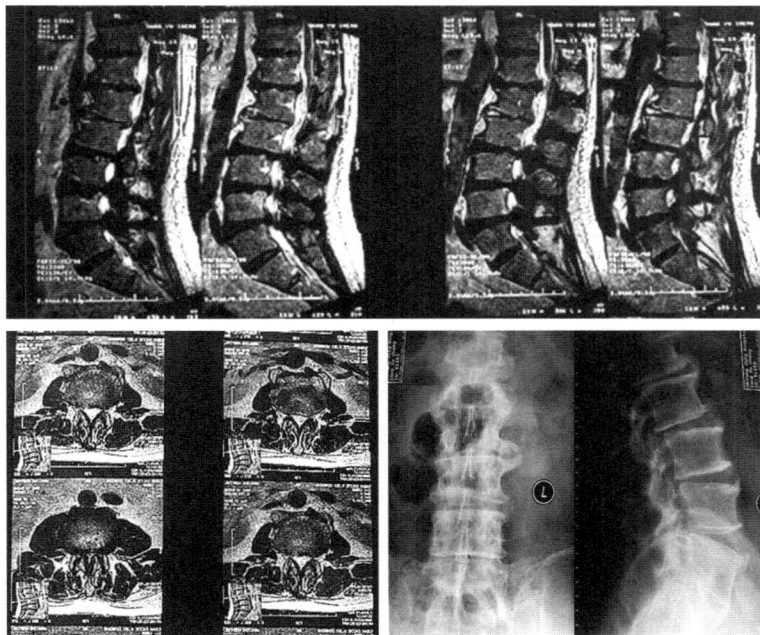

图4-27　冯某腰椎 MRI 及 X 线片

中医诊断：痹证（肝肾亏虚，气滞血瘀）。

西医诊断：腰椎间盘突出症，腰椎骨质疏松。

治疗：以补益肝肾为原则，处以独活寄生汤内服。7 剂，水煎服，日 1 剂。

二诊： 2012 年 4 月 26 日。患者症状明显好转。

按语： 多节段腰椎间盘突出伴有骨质疏松的患者如何治疗，是一个有待讨论的问题，此病例采用骨水泥加固，配合椎弓根系统内固定治疗，是一种方法，但术后的恢复及复发的解决是一个难题。

二十二、左胫骨骨梗死

患者吴某，女，63 岁。

初诊： 2013 年 8 月 9 日。主诉：左膝外伤后疼痛 4 个月。现病史：患者于 4 个月前因扭伤后导致左膝关节疼痛、活动受限，在外院行 MRI 检查诊为"左胫骨骨梗死"，经膏药外敷后症状缓解。现劳累及遇寒后症状反复，遂于今日求医。望闻切诊：左膝关节活动正常，左胫骨近端深压痛，余阴性；舌淡，苔白，脉滑。影像学检查：膝关节 MRI 示胫骨上端可见清晰明显的梗死灶（图 4-28）。

病情分析：骨梗死病理过程分为细胞性坏死阶段和骨修复阶段，细胞性坏死为骨组织血供中断，骨细胞死亡。骨髓造血组织对缺氧非常敏感，最早是骨髓细胞成分死亡（6～12 小时），然后是骨细胞、破骨细胞及成骨细胞死亡（12～48 小时），最后是骨髓脂肪细胞坏死（2～5 天）。骨髓脂肪细胞坏

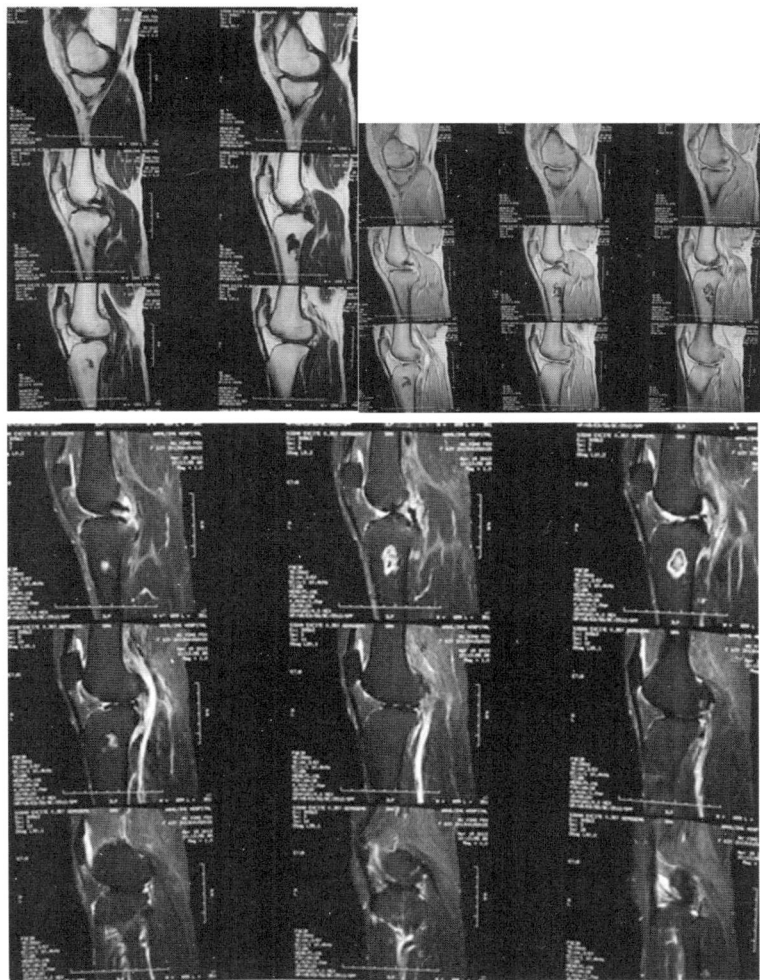

图 4 – 28　吴某膝关节 MRI

死为骨梗死末期的改变。骨梗死发生后则进入骨修复阶段，包
括血管再生、肉芽组织生成、死骨吸收、新生骨形成。血管再
生是骨修复的开始，死骨吸收后形成纤维结缔组织和致密新生

骨则是骨梗死的晚期阶段。骨梗死在演变的过程中有 3 个基本病理改变，即死骨块、吸收带（充血、水肿带）、新生骨带。

中医诊断：痹证（气滞血瘀）。

西医诊断：左膝骨关节炎，左胫骨骨梗死。

治疗：以通经活络止痛为法，处方当归拈痛汤加减。

中药处方：

防风 9 g	细辛 3 g	当归 9 g
怀牛膝 9 g	党参 12 g	川芎 6 g
杜仲 9 g	生地黄 15 g	白芍 9 g
桂枝 3 g	秦艽 9 g	苍术 9 g

7 剂，颗粒剂，水冲服，日 1 剂，早晚分服。

按语：骨梗死又称骨髓梗死、骨脂肪梗死，指发生于干骺端和骨干的骨性坏死，多发生于股骨下端、胫骨上端和肱骨上端，呈多发性和对称性改变。

针对此病，应对症治疗，定期复查。保守治疗无效或病变进展时，可行病损清除与残腔的充填，或彻底刮除病灶、处理囊腔、植骨，也可以用骨水泥，其不仅具有良好的支撑作用，而且在固化时所产生的高温可杀灭囊壁残余瘤细胞。

二十三、血管源性间歇性跛行

患者周某，女，59 岁。

初诊：2013 年 8 月 9 日。主诉：左下肢发凉、胀痛 1 个月。现病史：患者于 1 个月前无明显诱因出现左下肢发凉、胀痛，尤以下地及行走后加重，站立可缓解。既往有高血压、糖尿病病史。否认食物、药物过敏史。望闻切诊：腰椎活动轻度受限，左下肢小腿皮温较对侧降低，左足背动脉搏动减弱，肌力、肌张力未见异常；舌绛，苔厚，脉沉。影像学检查：腰椎 X 线片示腰椎略显侧弯，L5 椎体前缘骨赘增生形成，腹主动脉可见明显斑块（图 4 - 29）。双下肢动静脉彩超：①双下肢动脉硬化伴斑块形成；②双侧股总静脉及左侧大隐静脉瓣膜功能不全；③双小腿肌间静脉增宽。

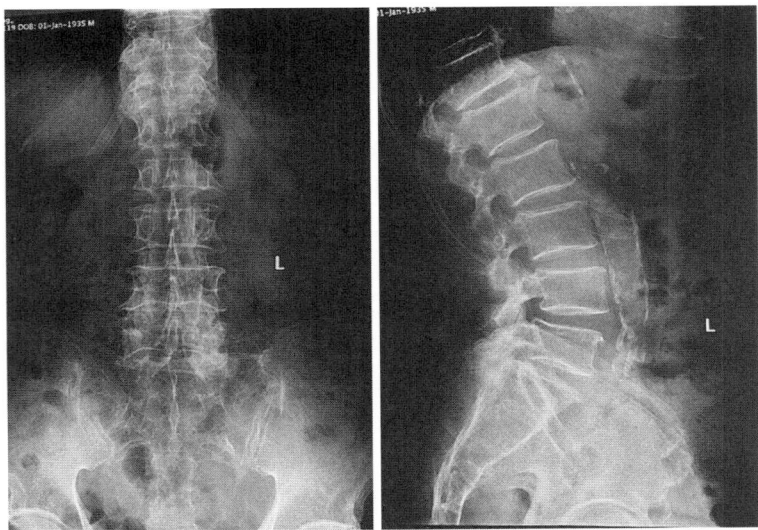

图 4 - 29　周某腰椎 X 线片

病情分析：运动后，下肢肌肉组织的代谢和耗氧量增加，当动脉有病时血液供应不足，可引起缺氧反应，代谢产物会在这些有病肢体的肌肉里蓄积，最常见部位为小腿肌肉，从而产生痉挛性疼痛或剧痛，以致不能行走，迫使患者需要站立或休息1~5分钟后，疼痛才能消失。

中医诊断：痹证（肝肾亏虚，气滞血瘀）。

西医诊断：腰椎骨性关节炎，左下肢腹主动脉硬化。

治疗：以涤痰通络、活血柔筋为治则，选用补阳还五汤与涤痰汤化裁。

中药处方：

姜半夏9 g	桂枝12 g	茯苓15 g
白芍12 g	枳实9 g	石菖蒲12 g
胆南星9 g	当归尾15 g	地龙12 g
党参18 g	黄芪30 g	威灵仙9 g
宣木瓜12 g	红花9 g	

随访：2013年8月17日。经门诊随访得知，患者病情无明显变化。双下肢动静脉彩超示动脉硬化，肌间静脉增宽。

按语：在临床实践中，我们时常会面对各种复杂的疾病与症状，这要求我们必须具备精湛的医术和敏锐的洞察力。在鉴别疾病时，细节尤为关键。例如，对于间歇性跛行这一症状，我们必须明确区分神经源性间歇性跛行和血管源性间歇性跛行。神经源性间歇性跛行多源于腰椎管狭窄等病变，表现为行走时腰部和下肢的疼痛，疼痛特点为先腰痛然后逐渐发展到下肢，而血管源性间歇性跛行则主要由大动脉狭窄导致下肢血运障碍所致，其特点往往是疼痛从下肢开始，然后可能向腰部蔓延。两者虽都由行走诱发，但症状表现和加重条件有所不同：站立可缓解血管源性间歇性跛行的症状，而卧位则可能加重；神经源性间歇性跛行则与体位关系不大。通过详细询问病史，我们可以准确鉴别这两种不同类型的间歇性跛行。然而，值得注意的是，在老年患者中，这两种跛行有时会同时出现，给诊断和治疗带来了更大的挑战。

在跟师学习的过程中，深刻体会到了孙树椿教授治病时因势利导的智慧，以及因人因时因病而异的个体化治疗原则。有一次，孙树椿教授接诊了两名颈部疼痛伴单侧上肢不适的患者，虽然症状相似，但病因却截然不同。前者为颈椎退变所致，采用推拿、捻散加旋提松解的手法，有效地缓解了患者的病痛；而后者则为车祸外伤所致，孙树椿教授则在推拿、捻散的基础上加用局部固定、中药口服，并特别嘱咐患者要坚持治疗与工作并重。我好奇地询问老师为何对前者没有特别的嘱咐，而对后者却如此强调。他解释说，虽然两者都是神经根型颈椎病，但病因不同，治疗策略也应有所不同。前者病痛大于心病，治疗重点在于查清病所，施以手法；而后者则心病大于病痛，需要人病同治，且治人重于治病，既要疏导患者情绪，又要积极治疗病痛。

此外，孙树椿教授在治疗手法上的选择也极具匠心。对于前者，他采用了旋提手法来松解粘连；而对于后者，由于患者本身即有外伤所致的神经刺激症状，则避免了使用旋提手法，以免对局部软组织甚至神经再次造成刺激。他解释说，旋提手法属于运动关节类手法，如使用不当，可能会有较大的副作用。这一细节的处理，再次体现了孙树椿教授在治疗上的精准与细腻。

在临床实践中，我们不仅要熟练掌握各种治疗手法和技术，更要具备敏锐的洞察力和丰富的临床经验，以便准确鉴别病情、制订个性化的治疗方案，并在治疗过程中时刻关注患者的心理变化，真正做到人病同治、安人治病。

二十四、神经根型颈椎病的鉴别诊断

患者张某，男，63 岁。

初诊：2009 年 3 月 13 日。主诉：颈项部疼痛伴右上肢麻木、疼痛 1 个月。现病史：患者 1 个月前无明显诱因出现颈肩部疼痛及右上肢麻木、疼痛，疼痛渐重，在多家医院就诊，诊断为神经根型颈椎病，牵引、理疗、口服非甾体类药及活血化瘀的中成药效果不佳，夜间疼痛明显，大小便正常。查体：颈椎活动度受限明显，棘旁压痛明显，右侧椎间孔挤压试验阳性，咳嗽征阳性，右侧臂丛神经牵拉试验阳性，右侧锁骨上窝部位淋巴结肿大，移动性差，双手霍夫曼征阴性。影像学检查：颈椎 X 线片示颈椎退行性变化，骨质破坏不明显（图 4-30）。

孙树椿教授阅片后指出，右胸部有异常表现，另外，此患

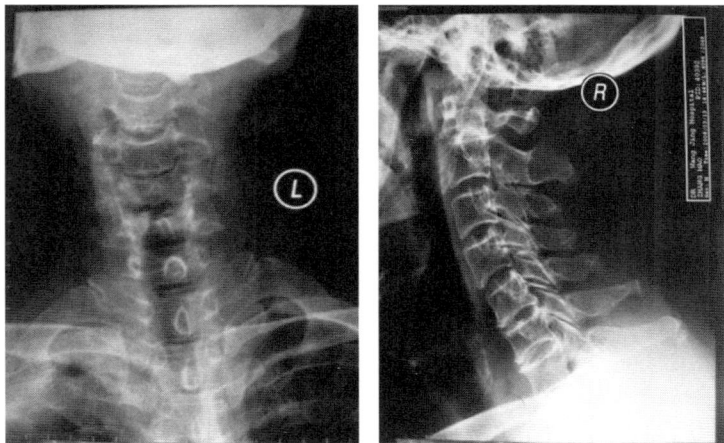

图 4 - 30　张某颈椎 X 线片

者夜间疼痛明显，而且锁骨上窝部位淋巴结肿大，肺部肿瘤不能排除，建议拍肺部 CT。肺部 CT 证实：肺尖部肿瘤，对右侧臂丛神经构成刺激。

按语：通过仔细阅片，同时紧密结合临床症状和体征，才能避免误诊及漏诊。

二十五、腰椎管狭窄症

患者宋某，男，50 岁。

初诊：2009 年 5 月 27 日。主诉：右下肢间歇性跛行 2 个月。现病史：患者 2 个月前无明显诱因出现右下肢疼痛，呈间歇性，行走距离 200 m，偶有下肢无力症状，绊倒过 2 次，在北京多家医院诊断为"腰椎管狭窄症"，保守治疗效果不佳。

查体：腰椎后伸功能受限明显，右下肢肌张力稍高，双侧膝跳反射活跃，右侧巴宾斯基征阳性，右侧踝阵挛阳性，双侧霍夫曼征阳性。影像学检查：腰椎 CT 示 L4～L5 层面椎管狭窄（图 4-31）。

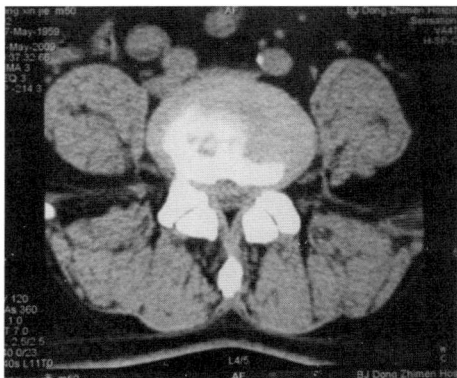

图 4-31　宋某腰椎 CT

西医诊断：①腰椎管狭窄症；②右下肢肌张力高（原因待查）。

治疗：口服腰痹通胶囊。

再诊：2009 年 6 月 3 日。颈椎 CT 示颈椎后纵韧带骨化，椎管狭窄（图 4-32）。

补充诊断：颈椎后纵韧带骨化症。

治疗：建议住院手术治疗。

按语：根据临床的详细查体及病史演变过程综合分析就不会漏诊。

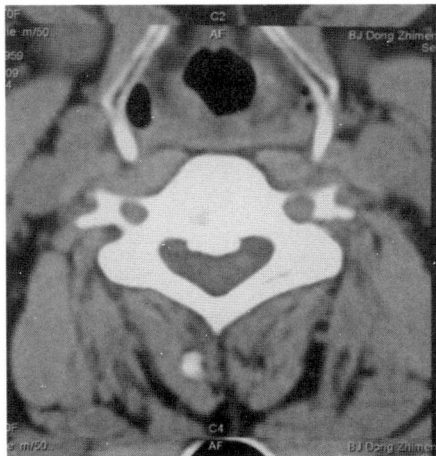

图 4-32　宋某颈椎 CT

二十六、颈椎管狭窄症

患者邓某，男，55 岁。

初诊： 2009 年 3 月 27 日。主诉：四肢麻木无力且步态不稳 1 年，加重 1 周。现病史：患者 1 年前无明显诱因出现四肢麻木无力，行走不稳，在北京某医院诊断为"颈椎后纵韧带骨化症"，口服营养神经药物治疗，1 周前不慎摔倒后即感上述症状加重，遂来我院门诊就医。查体：颈椎活动度受限明显，四肢肌张力高，行走时呈现剪刀步态，双侧霍夫曼征阳性，双侧巴宾斯基征阳性，双侧踝阵挛阳性。影像学检查：颈椎 CT 示颈椎后纵韧带钙化，椎管狭窄（图 4-33）。

处理： 建议拍胸椎 MRI，以明确胸椎是否有骨化及胸椎管

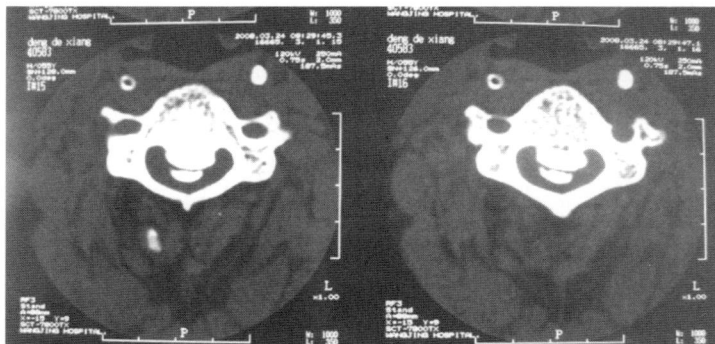

图 4 - 33　邓某颈椎 CT

狭窄。之后的胸椎 MRI 示胸椎多节段黄韧带骨化，椎管狭窄（图 4 - 34）。

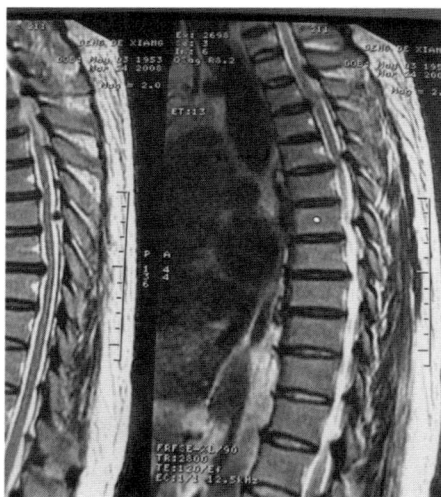

图 4 - 34　邓某胸椎 MRI

诊断：颈椎管狭窄症。

按语：孙树椿教授指出严重颈椎后纵韧带骨化或黄韧带骨化患者，多伴有其他部位的骨化，必须进行全面检查，才能对病情做出正确的判断，只有这样才不会出现漏诊，对制订诊疗方案、判断预后有着非常重要的临床指导意义。

二十七、骶髂关节疾病误诊为腰椎疾病

患者吴某，女，25岁。

初诊：2009年12月17日。主诉：腰骶部疼痛反复发作1年，加重1个月。现病史：患者1年前无明显诱因出现腰骶部疼痛，时轻时重，反复发作，曾在北京多家医院就诊，诊断为"腰肌劳损"或"腰骶部肌筋膜炎"，给予理疗、外用膏药、口服消炎止痛类药物治疗，效果不佳，1个月前因着凉症状加重，遂来我院就诊。查体：腰椎活动度轻度受限，腰骶部压痛明显，咳嗽征阴性，"4"字试验阳性，床边分离试验阳性，余阴性。影像学检查：腰椎X线片示腰椎生理曲度存在，椎间隙狭窄不明显，右侧骶髂关节间隙模糊（图4-35）；腰椎CT示未见异常表现（图4-36）；骨盆X线片示右侧骶髂关节间隙消失，左侧骶髂关节间隙模糊，关节边缘硬化明显（图4-37）。

处理：拍骶髂关节CT，查HLA-B27。

二诊：骶髂关节CT示双侧骶髂关节关节面虫蚀样变（图4-38）。HLA-B27阳性。

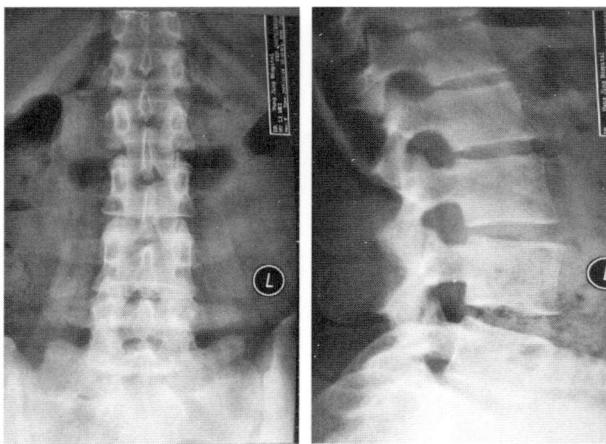

图 4 – 35　吴某腰椎 X 线片

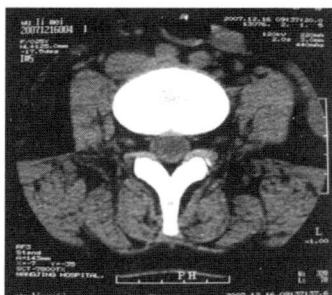

图 4 – 36　吴某腰椎 CT

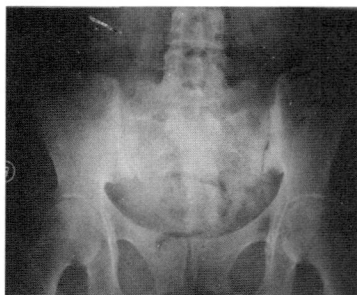

图 4 – 37　吴某骨盆 X 线片

诊断：强直性脊柱炎。

治疗：建议风湿免疫科进一步治疗。

按语：临床详细查体，合理使用影像学检查，是正确诊断的基本条件。

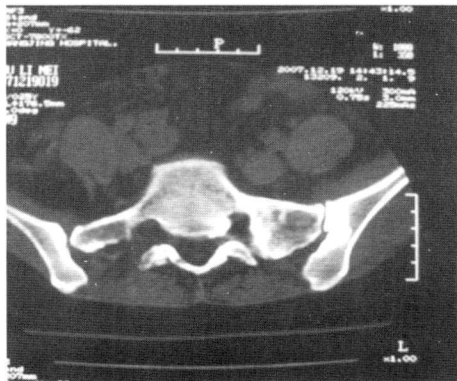

图 4-38 吴某骶髂关节 CT

二十八、髋关节疾病误诊为腰椎疾病

患者徐某，男，79 岁。

初诊： 2009 年 7 月 17 日。主诉：腰部僵痛伴左大腿疼痛 2 个月。现病史：患者 2 个月前无明显诱因出现腰部僵痛，进而出现左大腿疼痛，曾先后在北京多家医院就诊，诊断为：腰椎骨性关节病，给予膏药外敷、理疗、针灸、口服消炎止痛药物，效果不佳，遂来我院门诊就医。查体：腰椎活动度受限明显，腰部压痛不明显，直腿抬高试验：左 50°、右 80°，股神经牵拉试验阴性，左臀部压痛明显，双侧膝跳反射正常引出，双侧跟腱反射未引出，双下肢肌力 5 级，双下肢皮肤感觉正常，跛行，左髋关节内旋、外旋功能受限明显，左髋关节屈曲功能受限。影像学检查：腰椎正、侧位 X 线片示腰椎退行性变明显（图 4-39）；双髋关节正位 X 线片示双髋关节未见明显异常

（图4-40）。

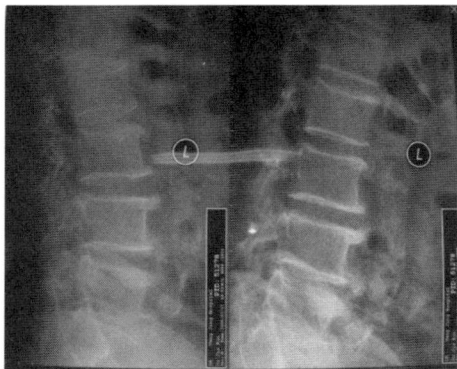

图4-39　徐某腰椎X线片

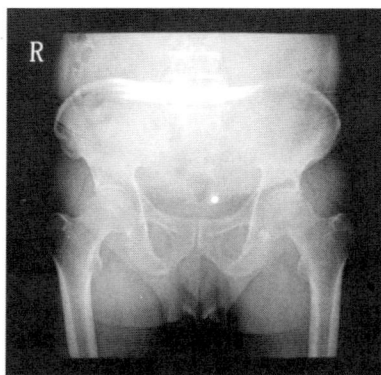

图4-40　徐某髋关节正位X线片

处理：拍髋关节MRI。

二诊：髋关节MRI示左侧股骨头缺血性坏死（图4-41）。

诊断：股骨头缺血性坏死（左侧）。

按语：此患者之所以被误诊2个月，主要问题还是临床查

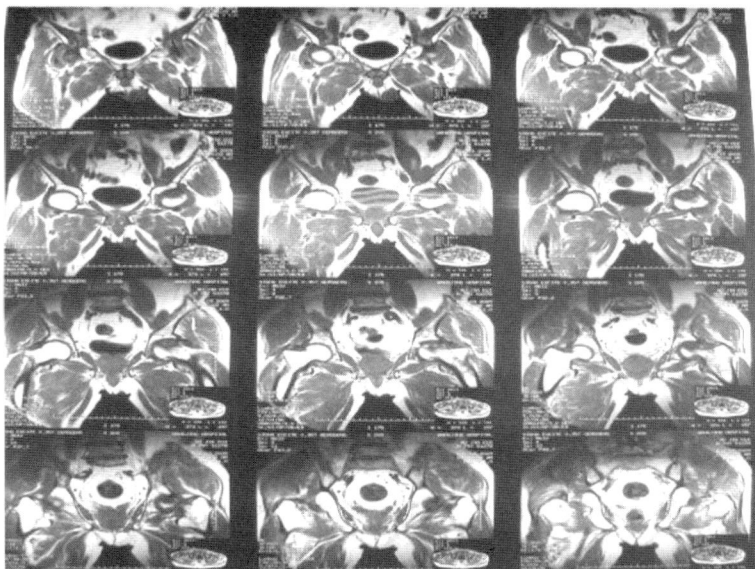

图 4-41　徐某髋关节 MRI

体不够认真，或者是没有认真思考临床症状与临床体征之间的相关性。有时在诊断过程中不能仅依靠一种影像学检查。

二十九、腰椎间盘突出症的诊断

患者刘某，女，73 岁。

初诊：2009 年 3 月 12 日。主诉：右下肢麻木无力 3 周。现病史：患者 3 周前无明显诱因出现右下肢麻木无力症状，在当地医院诊断为"腰椎间盘突出症"，行腰椎牵引、局部理疗、腰椎手法治疗，症状无好转且感右下肢无力症状渐重，遂来我院就诊。查体：腰椎活动度轻度受限，腰椎棘旁压痛不明显，直腿抬高试验左 90°、右 90°，右侧膝跳反射活跃，右侧踝阵挛阳性，右下肢皮肤感觉减退，右下肢肌力减弱，双手霍夫曼征阴性。

诊断：右下肢麻木原因待查。

处理：建议拍胸椎MRI，待结果回报后再做进一步诊治。

二诊：2009年3月18日。胸椎MRI示胸椎椎管内占位性病变，脂肪瘤的可能性大（图4-42）。

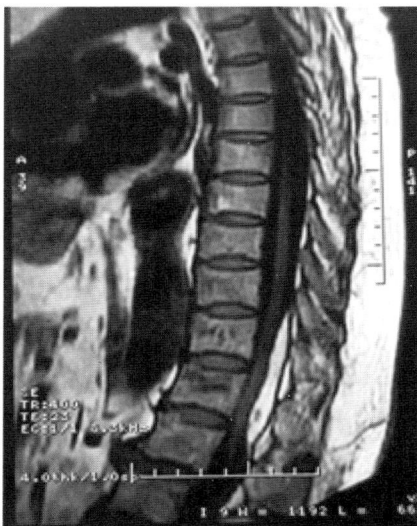

图4-42　刘某胸椎MRI

诊断：胸椎椎管内占位性病变原因待查。

处理：建议住院手术治疗。

按语：此患者诊断腰椎间盘突出症依据不充分：一是年龄不符，老年人以椎管狭窄为多见，很少单纯诊断为"腰椎间盘突出症"；二是腰椎间盘突出症临床以有神经根支配区域的疼痛为主要临床表现，不会出现锥体束症状。此患者就因为我们认真进行了临床查体，发现了锥体束症状，才在进一步的检查中发现了椎管内占位病变。因为无双上肢症状，所以进行的是胸椎部位的 MRI 检查。这就是孙树椿教授的诊病观。

三十、骶髂关节扭伤合并急性腰肌扭伤

患者，男，47 岁。

初诊：2023 年 3 月 7 日。主诉：右侧腰骶部痛 2 天，伴右侧腹股沟区及臀部疼痛加重 1 天。现病史：患者 2 天前运动健身后出现腰骶部隐痛，无活动受限，遂未予以处理治疗。1 天后因工作原因久坐，自觉右腰骶部疼痛加重，从坐位站起来困难，伴右侧腹股沟区及臀部疼痛，自觉右侧臀部疼痛放射至大腿后侧，站立及行走困难，遂于今日就诊于我科门诊。刻下症：由家属搀扶步入诊室，防痛步态，站立行走困难，腰骶部疼痛，右侧显著，右侧腹股沟区疼痛，臀部及大腿后侧疼痛。查体：腰部前屈、后伸、侧屈均受限，强迫挺腰姿态，L5～S1 棘突旁压痛阳性，右侧髂后上棘压痛阳性，右侧骶骨外侧嵴旁压痛阳性，双侧臀中肌压痛阳性、双侧腹直肌散在压痛阳性、肋弓止点处压痛阳性，且均右侧较重，床边试验阳性，右侧"4"字试验阳性，主动直腿抬高试验阳性。左下肢长于右下肢。影像学检查：腰骶部 X 线片示无特异性表现，腰椎退行性变或有腰椎间盘突出或膨出，但无神经根受压（图 4 - 43）。

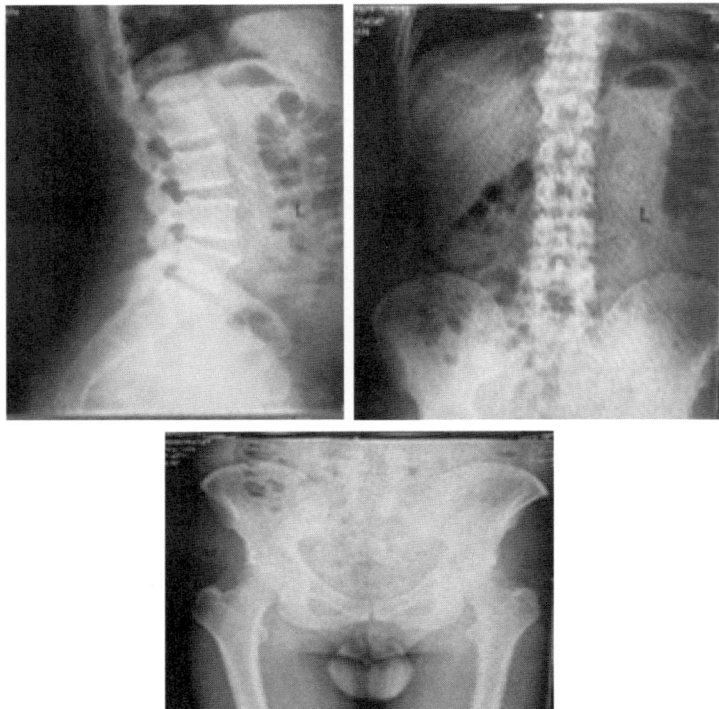

图 4 - 43 腰骶部 X 线片

诊断：骶髂关节扭伤；急性腰肌扭伤。

治疗：①双侧腹直肌剥离，横向纤维松解；②双侧腹外、腹内斜肌剥离及滑动松解；③胸腰筋膜松解；④腰部及臀部肌筋膜拉伸、肌肉剥离松解；⑤髂骨向后剪切松动术；⑥腰部及骶髂关节手法复位。

效果：腰骶部疼痛、右侧腹股沟区疼痛、臀部及大腿后侧疼痛明显缓解，可正常步行离开，腰椎前屈、后伸、侧屈活动度均有所增加。

按语： 从生物力学平衡学说的角度来讲，骶髂关节及骨盆是脊柱稳定的基础，其特殊位置和结构是人体脊柱平衡的关键。骶髂关节与脊柱的病变及下肢病变互为因果，相互作用。腹部肌肉群中腹直肌、腹外斜肌、腹内斜肌、腹横肌的功能包括躯干屈曲、侧弯、旋转，但最重要的是在行走、负重等运动中保持躯干稳定性。所以在临床中单独被诊断为骶髂关节紊乱、急性腰肌扭伤者非常多见。且大部分都只影响腰部及骶髂关节的部分功能，比如腰部弯曲、转身等，或是在坐位、站立位等特定体位、动作引发疼痛。临床的治疗思路也常根据腰部及臀部肌肉解剖功能进行松解处理治疗。临床上骶髂关节扭伤合并急性腰肌扭伤导致腰部功能全部受限的案例并不多见，触诊时患者腹部膨隆，腹直肌紧张（僵紧板硬），并散在条索状压痛点。

在非特异性腰痛中，腹肌的肌力减弱被认为是主要原因之一。腹肌、膈肌及盆底肌在脊柱的前方形成一个密闭的腹腔，腹肌的张力能够维持一定的腹腔内压，从而减轻脊柱的承受压力，缓解脊柱的伸肌负荷，对脊柱起到保护的作用。同时，腰腹部肌肉群共同作用，保持脊柱的稳定与平衡，维持人体的直立姿势。若腹肌无力，可能导致腰椎生理曲度的前凸增加，容易造成骨盆倾斜，最后导致下腰椎的不稳，从而引起腰痛。反之，当腹肌强健时，它们能够在背部和脊柱之间起到关键的支撑作用，有效减轻背痛问题。此外，腹肌还能维持良好姿态，进一步减轻脊柱的压力，预防椎间盘突出等潜在问题。

因此，对于腰痛患者，特别是非特异性腰痛患者，针对腹肌治疗是非常重要的。

三十一、神经根型颈椎病颈痛肢麻

患者何某，男，37 岁。

初诊：2022 年 3 月 17 日。主诉：左肩背麻木不适 1 个月，加重伴颈痛 5 天。现病史：患者 1 个月前因加班较多出现左侧肩背麻木不适，自行休息、贴云南白药膏后症状缓解；其后工作劳累或晨起睡醒后症状时有发生，活动后症状均可缓解，未在意。5 天前打球后汗出较多，回家后觉颈部疼痛伴左肩背麻木，自行贴云南白药膏后症状仍难以缓解。3 月 15 日于某医院就诊，口服塞来昔布胶囊、颈舒颗粒，外用洛索洛芬钠凝胶贴膏，疗效均不明显，遂来我院就诊。刻下症：颈痛，左手中指、示指麻木。既往体健，否认药物、食物过敏史。生于原籍，否认疫地长居史，否认肝炎、结核病史。适龄结婚，育有 1 子。家族成员体健，否认家族遗传病及精神病史。望闻切诊：身材偏瘦，步入诊室；颈部肌肉僵硬，C2 ~ C6 棘突两侧压痛阳性，颈椎后伸、右侧屈、右转受限（前屈 50°，后伸 0°，左侧屈 20°，右侧屈 10°，左旋转 45°，右旋转 20°），左侧颈椎间孔挤压试验阳性；舌暗红、边有瘀斑，苔薄少，脉略沉紧。影像学检查：2022 年 3 月 17 日，颈椎 X 线片（本院）

示，颈椎生理曲度消失，C3～C7 椎体骨质增生，椎间隙狭窄，双侧部分椎间孔狭窄，齿状突右移（图4-44）。

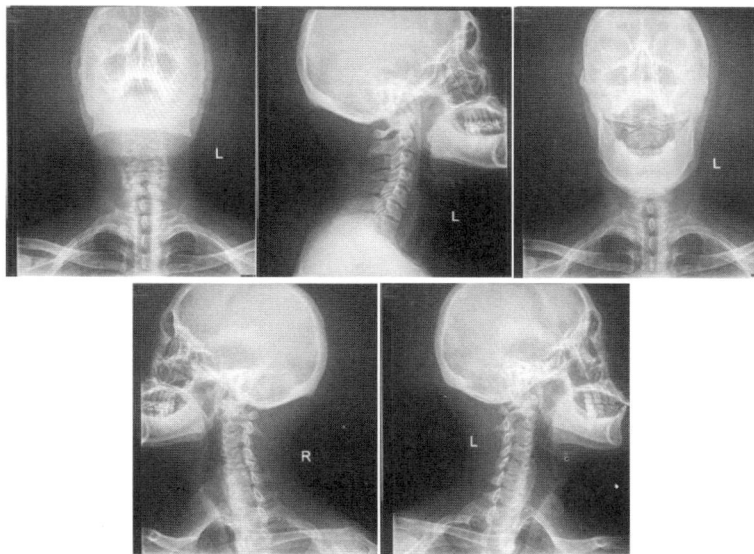

图4-44　何某颈椎 X 线片

辨证分析：患者虽为青壮年，但因长期伏案及敲击键盘，加之不良姿势使颈部经脉受损，又因汗后受风，风寒湿等外邪乘虚而入，从而产生了经络受阻，经脉瘀滞，进而导致气血运行不畅，"不通则痛""血瘀为麻"，故而出现项部疼痛、肩背肢体麻木诸症。"宗筋主束骨而利机关"，经络不通，经筋失养，故而局部活动受限。

中医诊断：项痹（血瘀气滞）。

西医诊断：神经根型颈椎病。

治疗：①中药治疗以活血行气止痛为法，处方为颈椎 2 号方（颗粒剂），7 剂，水冲口服，日 2 次；②手法治疗：颈部放松手法 + 不定点扳法。

二诊：2022 年 3 月 24 日。患者诉上次手法治疗后颈痛基本消失，左手中指麻木消失，左手示指仍有麻木。回家后 3 天症状无反复，21 日上班因加班赶文件，回家后颈部疼痛明显，仍左手示指麻木，肢体麻木症状无明显加重，自行贴洛索洛芬钠凝胶贴膏后症状缓解。今日来诊颈部仍疼痛，较前明显减轻，左手示指稍有麻木。再行手法治疗一次，并上方照服 1 周，嘱其注意颈部活动，每日以头书"鳳"字锻炼颈部。嘱其症状不缓解再复诊，否则不必复诊，患者未再诊。

按语：面对颈痛、肢麻，临床要仔细查体，并且根据症状、体征来选择进一步的辅助检查。颈椎 X 线片有时比 MRI、CT 能更好地确认病变位置。孙树椿教授强调，针对颈椎病可以拍很多片子，但一定要根据症状明确要看什么结构、什么样的体位可以看清楚。对于神经根型颈椎病，患者主要症状是肢体麻木，因此颈椎的双斜位 X 线片一定要拍，这样对于椎间孔的情况才能更好把握。颈椎 2 号方中桂枝、葛根、羌活为引经药，把药物作用引导到颈项、身体上部，治疗的主旨还是在于活血兼以行气，这样才能让局部气血循环起来，起到止痛、止麻的效果。

三十二、神经根型颈椎病颈肩痛

患者王某，男，25 岁。

初诊：2024 年 2 月 29 日。主诉：颈部、肩背疼痛反复发作 4 年。现病史：患者 2020 年当哨兵值岗时开始出现颈部及双侧肩部疼痛不适，曾行正骨治疗（具体不详），自觉正骨后症状加重。其后贴膏药改善症状，症状时轻时重，诉扛枪负荷训练后症状加重，游泳等训练后右侧肩部疼痛明显，而晨起左侧肩部疼痛多发。既往体健，否认药物、食物过敏史。生于原籍，否认疫地长居史，否认肝炎、结核病史。家族成员体健，否认家族遗传病及精神病史。望闻切诊：中等身高，身材瘦削，站立时左肩较右侧低，颈部的肌肉僵硬，颈部广泛按压痛，无明显上肢的放射痛，双侧 T3 水平肩胛骨内侧缘压痛，双上肢力量正常。舌红瘦，苔黄略腻，脉弦紧。影像学检查：2024 年 2 月 29 日，颈椎 X 线片（本院）示，生理曲度变直，齿状突左偏，双 C2 ~ C5 椎间孔狭窄（图 4 - 45）。

辨证分析：患者为青年男性，慢性起病，症状逐渐加重。患者长期偏肩负重、姿势不良，逐渐骨不正而筋不柔，项背部气血运行障碍，故而逐渐出现颈痛、背痛之症。其舌红瘦，苔薄略黄，脉弦紧，故而血瘀气滞为其病机，项背为其病位，当活血行气，改善局部气血运行，并改善姿势。

中医诊断：痛痹/项痹（气滞血瘀）。

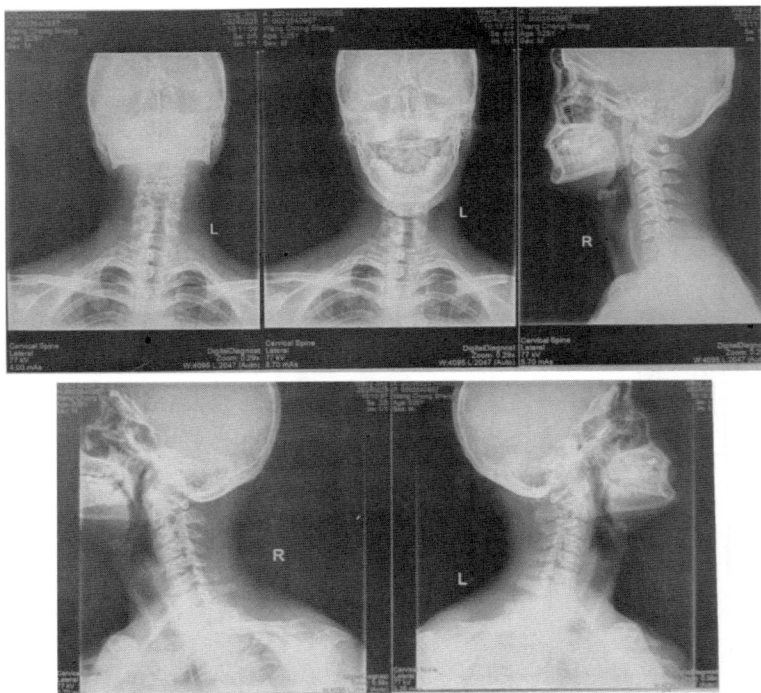

图 4-45 王某颈椎 X 线片

治则：活血行气止痛。

西医诊断：神经根型颈椎病，项背肌筋膜炎。

治疗：中药内服＋手法治疗。手法采用颈肩部放松手法。

中药处方：脊柱 2 号方加减。14 剂，口服，日 2 次。

调摄护理：①姿势纠正，嘱患者对镜子靠墙站立，双足跟、臀部、背部、头部紧贴墙面，注意调整双肩至水平位，以自我感受为度，每日自行训练；②枕头调换，嘱其应用荞麦壳填充枕头，枕头宽度为枕骨高点及 C7 棘突间距，一拳高，软硬适度。

二诊：2024 年 3 月 14 日。患者症状较前明显改善，晨起感觉较前轻松，但仍有高低肩情况。2024 年 3 月 13 日胸腰椎 X 线片（外院）示，腰椎生理曲度变直，L5 椎体轻度后滑移，L5～S1 后缘间隙变窄（图 4－46）。

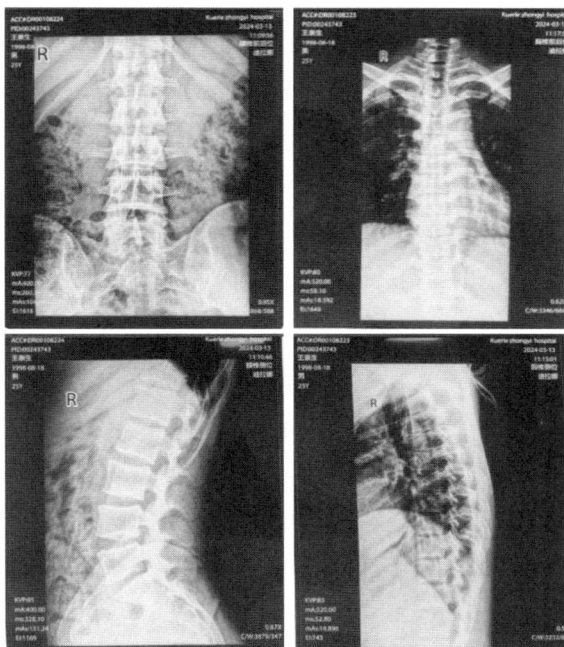

图 4－46　王某胸腰椎 X 线片

治疗：继续上次治疗，嘱患者继续纠正姿势及项背部功能锻炼。

按语：颈椎病的发病年龄越来越小，与长期姿势不当、生活习惯不良密切相关，需要强化患者的自我调护，包括脊柱姿态的调整、枕头的调整及颈肩背部肌肉的锻炼，以改善颈椎生理曲度、增加颈椎生物力学结构的稳定性。孙树椿教授强调，关于颈椎病的发病率，教科书上的数据一般为 20% 以下，但现代手机的普及、学生负担的加重、长期伏案工作或驾驶机动车、不合适的枕头都导致本病发病率的增加和发病年龄的年轻化。其中表现为神经根型颈椎病者占 60% 左右，是临床最常见的类型。临证手法治疗前，一定要有辅助检查（X 线片）的参照，不可盲目动手，40 岁以上患者，还需要检查一下病理征（霍夫曼征）以确保临床手法的安全性。对其颈部的松解以轻巧柔和为要，切忌用力重按，否则会让局部肌肉更加紧张，加重疼痛。所用药脊柱 2 号方中三七粉、延胡索的止痛效果都是不错的。本患者来自新疆，食肉较多，舌苔黄略腻，故方中稍加桑叶以清痰热、护脾胃。

三十三、腰椎滑脱伴腰椎骶化腰腿痛

患者孙某，女，86 岁。

初诊：2022 年 9 月 29 日。主诉：腰痛伴左大腿两侧疼痛 2 个月。现病史：患者 2 个月前无明显诱因出现腰痛，伴左侧大腿外侧疼痛，直腰站立困难。曾于外院接受中药、手法等治疗，但无明显疗效，需轮椅辅助出行，日间佩戴腰围。患者 4 个月前受凉后出现左膝疼痛，多处就诊，经服用止痛药物、理疗、中药外敷等症状有所缓解，但仍站立、行走困难。4 个月前体健，业余爱好是打篮球，无特殊病史可载。否认药物、食物过敏史。生于原籍，否认疫地长居史，否认肝炎、结核病史。已婚，孕2产2，14岁初潮，49岁闭经。家族成员体健，否认家族遗传病及精神病史。望闻切诊：身材中等，坐轮椅入诊室，行走缓慢，腰部略伛曲。左直腿抬高困难，约抬高40°时左大腿外侧疼痛；左侧足蹈背伸肌力差，左侧下肢温度觉、触觉、疼痛觉大致正常。舌暗红，苔少，脉沉略细。影像学检查：2022年8月23日腰椎X线片（外院）示，L4椎体滑脱，L5骶化（图4-47）。

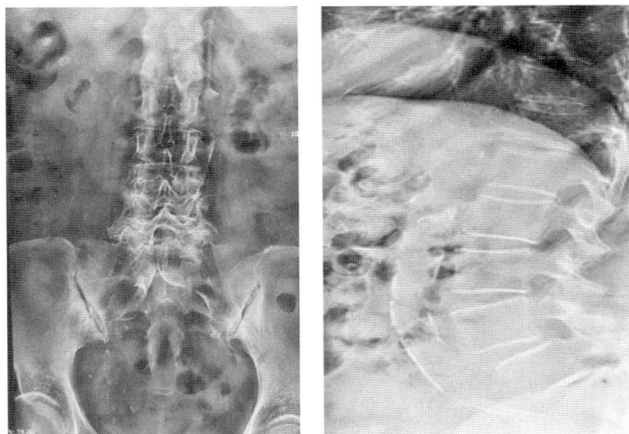

图4-47 孙某腰椎X线片

辨证分析：患者为老年女性，气血运行缓慢，4个月前受凉后导致寒凝血瘀，不通则痛，而致膝痛，行走不利，虽经各法通络止痛，症状仍缓解不佳。膝关节气血运行不畅导致腰腿部气血运动不利，故而逐渐出现腰痛、腿痛之症。其血瘀在先，继而气机不畅，证属血瘀气滞，症状由膝及腰及腿，故而活血行气为止痛之要。

中医诊断：痛痹（气滞血瘀）。

治则：活血行气止痛。

西医诊断：腰椎滑脱，先天性腰椎骶化，膝骨关节炎。

治疗：中药联合手法治疗等。

（1）中药治疗。

1）内服方：脊柱2号方。7剂，口服，日2次。

2）外敷方：乳香、没药、红花、海桐皮、威灵仙、伸筋草、路路通、苏木、牛膝、黄柏、苍术、细辛、花椒、香附。3剂药物同时放入锅中，药材上淋40 ml高度白酒，其后加水3 L煮开，小火慢炖药汁浓缩至1 L装瓶备用。每次取药汁约300 ml，用纱布8~12层（大小以可覆盖膝盖为度）蘸满药汁后敷于膝盖，神灯加热局部促进药力吸收。每日1~2次，每次20~30分钟，治疗结束后温水清洗局部。

（2）其他治疗。

1）腰部坐位旋转手法治疗（图4-48）。

2）腰背肌锻炼：小燕飞。

电话随访： 2022年10月13日。患者经初次手法治疗后，行走困难情况较前明显改善，嘱其继续口服药物、外敷药物及进行腰背肌锻炼。第二周未见复诊，电话随访，患者家属代诉其病情显著好转，服药后腰腿疼痛基本消失，已不需腰围及轮

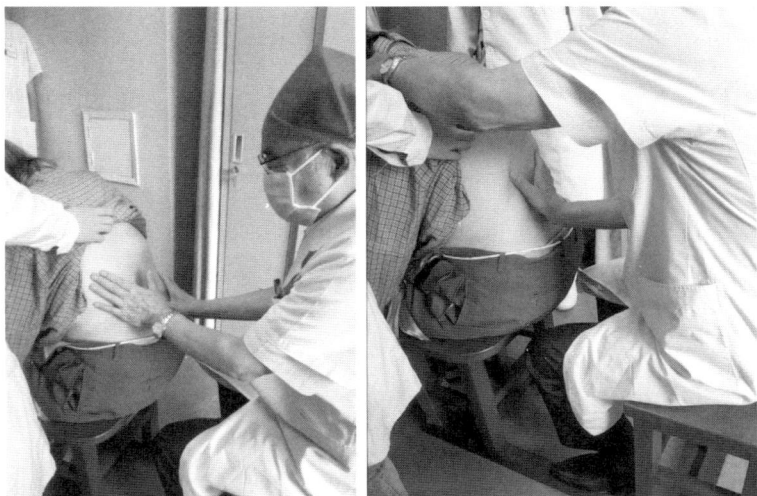

图 4-48 腰部坐位旋转手法治疗

椅，膝痛亦有明显改善，每日可外出散步半小时，口服药物已停，自行照原方取药继续膝关节每日湿敷。

按语： 孙树椿教授强调，腰腿痛的辨证是较为繁杂的，腰椎间盘突出症在临床常常被诊断，但其实还有一大部分病患属于腰椎滑脱、腰椎管狭窄、骶髂关节功能紊乱等，另外腰椎先天性疾患也不容忽视，这是临床很多慢性下腰痛的重要病因，临床 X 线片可显示：隐性脊柱裂、腰椎骶化或骶椎腰化、漂浮棘突、发育性椎管狭窄和椎体畸形等。这类疾病的临床治疗主体应该是患者本人，训练局部肌肉力量才是改善症状的重要手段。本例患者先天性腰椎骶化，80 余岁却无下腰痛症状，得益于其长期体育锻炼、腰背肌力量较好，故而本次治疗症状缓解后，患者仍需继续功能锻炼，防止症状的反复。

腰椎滑脱并非一定要还纳滑脱的椎体，临床亦可采用"让患者不觉其苦"的药物及非药物通痹之法，促进局部血液循环，达到行气活血、散瘀止痛的作用。

三十四、腰骶、尾骨痛

患者孙某，女，51岁。

初诊： 2024年3月7日。主诉：腰骶部、双下肢疼痛3年。现病史：患者2021年10月份洗澡时不慎蹲坐后导致尾骨处磕碰，当时无明显不适，未在意。当年12月底出现腰骶部疼痛，考虑痔疮，多次治疗后腰骶部疼痛仍无改善。2022年2月份症状逐渐减轻至消失。2022年11月症状再次发作，持续4个月左右方缓解。2023年12月症状再次发作，疼痛至今，多次就诊未能明确诊断。现腰骶部、双侧臀部、双下肢后侧与内侧疼痛，右下肢明显，疼痛可窜至膝盖、小腿肚处，坐位及卧位翻身时症状显著。既往有痔疮病史，余无特殊。否认药物、食物过敏史。生于原籍，否认疫地长居史，居住地处东北地区，冬季寒冷。否认肝炎、结核病史。已婚，孕产情况不详，已绝经。家族成员体健，否认家族遗传病及精神病史。望闻切诊：身材中等，步入诊室，行走正常。腰臀部皮温低，L3横突左侧压痛阳性，左坐骨结节处压痛阳性，双侧直腿抬高均完成大于60°，双下肢肌力正常，双下肢温度觉、触觉、疼痛觉大致正常。舌淡边有齿痕，苔白腻，脉沉紧。影像学检查：2023 年 3 月 7 日，本院骨盆 X 线片（图 4 - 49）、腰椎 X 线片（图 4 - 50）示，L4 ~ L5 椎体缘可见明显骨质增生，骶尾关节边缘骨质增生。

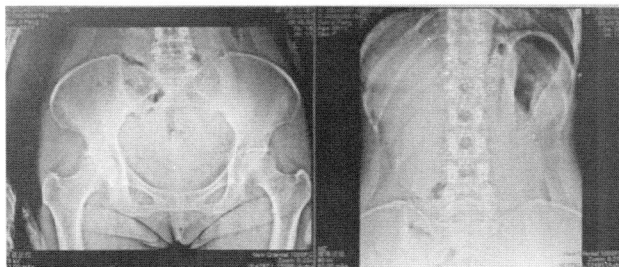

图 4 - 49　孙某骨盆 X 线片

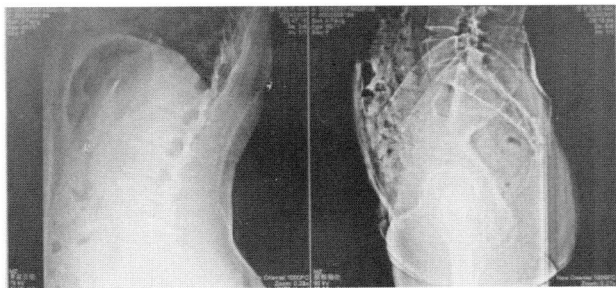

图 4 - 50　孙某腰椎 X 线片

辨证分析：患者为中年女性，外伤后尾椎部瘀血，气血运行缓慢，遇寒冷气候则寒凝血瘀益甚，不通则痛，发为腰痛、肢痛；待气候转暖，寒凝血瘀减轻，血行通畅，通而不痛，症状缓解。故而患者每年冬日发病，春日症减，如此反复。可知其病因于血瘀，甚于寒凝；病位在腰骶，脏腑辨证当责肾阳；

治疗重在活血益肾，通络止痛。

中医诊断：痛痹（寒凝血瘀气滞）。

治则：活血益肾，通络止痛。

西医诊断：退行性脊柱炎。

治疗：中药联合手法治疗等。

（1）中药处方：脊柱2号方加减。药物组成：三七粉（冲），川芎，延胡索，白芍，独活，狗脊，盐杜仲，桑寄生，牛膝，麸炒白术，陈皮。7剂，水煎口服，日2次。

（2）手法治疗：骨盆归挤拍打法。

二诊：2024年3月14日。患者经上次治疗后近一周未再发作下肢疼痛，目前久坐后仍有腰骶部疼痛，以尾椎骨旁、坐骨处尤著；晨起翻身时仍有腰骶部疼痛感，夜间睡觉时未再发作疼痛。

治疗：中药联合手法治疗。

（1）中药如前方，继续服用1周。

（2）予腰部放松手法及尾骨按揉手法。

按语：腰骶部疼痛连及大腿前侧根部可以应用骨盆归挤拍打手法治疗，用药仍可参照脊柱2号方通络止痛。

孙树椿教授分析该例患者，主要存在两个问题：尾椎损伤和腰骶先天病变。患者尾骨的损伤导致局部气血瘀滞，而人体是个整体，脊柱更是，尾椎的病变会影响腰骶的功能，患者本身腰骶发育就不佳，肌肉力量不足、受凉等原因就会加重其局部瘀滞，故而腰痛、腿痛都有发作。首次治疗后腰骶病变导致的腰痛、腿痛症状缓解得较好，而尾骨旧伤，其瘥速迟，需要多次治疗，并注意调护。另外，本案例还当注重动静的结合问题。对于尾骨的损伤，很多医家认为要制动，殊不知人体的生命是气、血、津运动的产物，其本身就是一个运动的过程，对健康的把握其实就是在不断的运动过程中保持阴阳的动态平衡关系。因此，对于尾骨骨折我们也可以对症应用手法治疗，也要活血行气。

三十五、颈痛、眩晕

患者杜某，女，43 岁。

初诊：2024 年 3 月 14 日。主诉：颈痛反复发作，加重伴头晕半年。现病史：患者近几年时有颈部疼痛，伏案工作或看手机后症状易发作，曾行颈椎手法、膏药外用等治疗，症状可缓解。半年前患者更换细条糖果枕，次日晨起颈部不适，遂行颈部推拿治疗，治疗后眩晕发作，转颈症状加重并伴恶心。多处就诊症状仍反复发作。刻下症：颈痛，颈部活动不利，转颈则头晕眩，纳可，睡眠质量差，多梦，二便调。既往体健。否认药物、食物过敏史。生于原籍，否认疫地长居史，否认肝炎、结核病史。13 岁月经初潮，周期 28 天，每次持续 3 ~ 5 天，末次月经 2024 年 3 月 5 日。已婚，孕 1 产 1。家族成员体健，否认家族遗传病及精神病史。望闻切诊：身材中等，步入诊室。右侧 C3 棘突旁可触及豆粒大结节，按压疼痛；左右转颈均小于 20°，头前倾 30°，后仰 10°；舌红，苔薄黄，脉弦。影像学检查：2023 年 6 月 16 日，颈椎正位、侧位、功能位 X 线片（昆明市中医医院）示颈椎椎体前缘增生，C5 ~ C6 形成骨桥，颈椎反弓，后纵韧带钙化，C1 ~ C2 融椎（图 4-51）；2024 年 3 月 12 日，颈椎正位、侧位、开口位 X 线片（昆明医科大学第二附属医院）示正侧位同前，开口位寰枢关节左右不对称（图 4-52）。

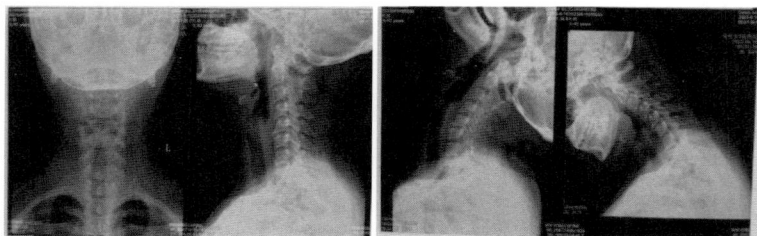

图 4-51　杜某颈椎 X 线片（2023 年 6 月 16 日）

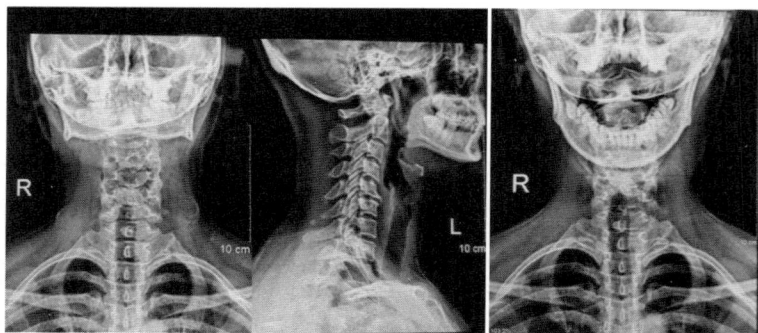

图 4-52　杜某颈椎 X 线片（2024 年 3 月 12 日）

辨证分析：《素问·至真要大论》有言："诸风掉眩，皆属于肝。"肝乃风木之脏，其性主升主动，患者40岁有余，阴气自半，水不涵木，阴不维阳，阳易亢于上。加之颈部劳损日久，气血运行不畅，瘀血内生，故而颈部疼痛；又肝阳挟瘀上阻清窍，头部经络不通，发为眩晕。

中医诊断：眩晕（肝阳上亢，血瘀阻络）。

治则：平潜肝阳，活血通络。

西医诊断：颈性眩晕。

治疗：中药联合手法治疗。

（1）中药处方：颈椎3号方加减。药物组成：天麻，钩藤，白芷，川芎，丹参，葛根，黄芩，细辛，延胡索，柴胡，薄荷。7剂，颗粒剂，水冲服，日2次。

（2）手法治疗：颈部放松手法+不定点扳法。

二诊：2024年3月21日。患者近1周仅有一次游泳后换衣服时出现瞬时头眩的感觉，其后症状无反复。工作数小时后仍有颈部疼痛，但症状较前减轻，近1周睡眠尚可，偶有凌晨5时许早醒。

治疗：颈部手法放松，并继服如前中药1周，嘱症状如不反复可自己进行颈部功能锻炼（以头书"凤"字）。

按语：孙树椿教授分析，临床上头晕有很多原因，与颈椎相关的一般是眩晕，就是天旋地转的晕眩感，往往与体位变化相关；在颈部查体时，C3～C4棘突旁可能会探及痛性结节，按压患者有头晕眩的感觉。颈椎X线片常常会发现开口位枢椎齿状突的位置不正，或者侧位、斜位寰椎棘突位置上翘等表现，很多医生会诊断"寰枢椎半脱位"或者"寰枢椎失稳"，并以此来解释眩晕的发作。实际上临床发现寰枢椎位置不对称的患者比例很高，大多数并无相关症状，而偏头痛的发作可能与之相关；而颈性眩晕患者颈椎 X 线片中 C3 ~ C4 位置往往会有所异常，这与脊神经的走行是相关的。C3 脊神经外侧支为感觉支，与枕大神经吻合，沿枕大神经内侧走行，支配脸面、外耳感觉，所以与晕动等前庭功能的障碍相关。而枕大神经为 C2 脊神经的分支，发自寰椎与枢椎之间，寰枢椎位置的异常，往往会导致枕大神经痛，即临床多见的偏头痛发作。无论是偏头部还是耳部，都与少阳经相关，所以与颈椎相关的头晕、头痛类疾病从少阳治疗多会显效，颈椎 3 号方就是一个很好的经验方。

三十六、头晕（反复发作、诊断不明确）

患者胡某，男，44 岁。

初诊：2024 年 3 月 10 日。主诉：头晕反复发作 3 年余。现病史：患者自 2020 年底反复出现头晕，时轻时重，发作无明显规律，严重时如坐舟船，伴恶心、呕吐及头部窜痛感；平时头部昏沉不适，行走时有脚下发软感。曾多处就诊，行针灸、拔罐等治疗，症状改善不明显。头部 MRI（2023 年 9 月 23 日于首都医科大学附属北京地坛医院拍摄，未见片子）：多发脑白质异常信号；副鼻窦炎改变。颈椎 MRI（2024 年 3 月 2 日于首都医科大学附属北京地坛医院拍摄，未见片子）：C3 ~ C7 椎间盘突出。口服甲磺酸倍他司汀片（敏使朗）、甲钴胺等药物后症状均无明显变化，自行停用。刻下症：头晕沉不适，周身乏力，双腿时有打软感。平时既怕冷又怕热，极易感冒，时鼻塞不通、流清涕，又常有咽部干涩疼痛。睡眠尚可，二便调。既往有高血压病史 6 年，每日服用 1 片氯沙坦钾氢氯噻嗪片（100 mg + 12.5 mg），血压控制平稳，头晕发作时测血压正常。否认药物、食物过敏史。生于原籍，否认疫地长居史，否认肝炎、结核病史。适龄婚育。家族成员体健，否认家族遗传病及精神病史。望闻切诊：身材中等，步入诊室，行走正常；头颈部无明显压痛点，霍夫曼征阴性；舌红，苔薄黄，脉略弦。

辨证分析：患者为中年男性，头晕反复发作，慢性病程。头为诸阳之会，耳目为清空之窍，外邪侵袭，上扰清窍，清阳失展，气机不利，发为眩晕。"太阳为开，阳明为阖，少阳为枢"，少阳居于半表半里之间，转枢内外，是人身阴阳气机升降出入开阖的枢纽。外邪侵袭，表里之气失和，则可郁遏少阳之气，少阳枢转功能失常，气机不能正常升降出入，阳气不能上荣脑窍，外邪干犯清窍而致头晕发作。少阳胆腑，内寓相火。胆附于肝，其性主疏泄。少阳受邪，则气郁不疏而化风上扰，除头晕外，还可见咽干、乏力等阴阳气不协调之症。

中医诊断：眩晕（少阳枢机不利）。

治则：疏肝益气，通络止晕。

西医诊断：头晕。

治疗：中药内服。

处方：颈椎3号方加减。药物组成：白芍，川芎，丹参，葛根，黄芩，天麻，细辛，延胡索，防风，桑叶，玄参。7剂，水煎服，日2次。

二诊：2024年3月17日。患者诉头晕明显改善，服药3天后头目清醒，晕沉感消失，一周未发作严重的头晕恶心。查其舌脉，舌红，苔黄稍腻，脉略滑，效不更方，前方加浙贝母12 g，继服7剂。

按语：头晕有时在临床很难明确诊断，发作无规律、症状不典型，颈椎有退变或椎间盘突出却不能完全解释症状的出现，对于此类疾患从中医辨证调和少阳之枢有时效如桴鼓。

此患者头晕之发作，并不似颈性眩晕之天旋地转，且与体位无明显相关性。但因其中医病机辨析属少阳枢机不利，与颈椎3号方方义相合，故应用之，很快获效。因此中医治病，无论用药、用针、用手法，均当慎思审辨，抓住疾病本质，治疗才可有的放矢，如解结，如雪污。

三十七、膝关节疼痛伴发软

患者孙某，女，51岁。

初诊：2024年2月29日。主诉：左膝疼痛10余年，加重3天。现病史：患者左膝反复发作疼痛10余年，行走时间较长后易发作，在当地医院行针灸、理疗等治疗后症状可缓解。3年前患者去云南旅行时，因行走过多症状加重，左膝肿胀、疼痛，服用当地药粉（具体不详）后症状缓解，其后疼痛发作明显减少，行走偶有膝盖打软感。3天前患者游泳后受凉，左膝疼痛发作，局部肿胀、行走困难，自行外涂青鹏软膏后肿胀基本消失，但疼痛无明显改善，行走打软感明显，下台阶症状加重。自觉左膝韧带松弛，应用绷带外缚膝关节，减少行走时的膝盖发软感。既往有冠心病史、睡眠障碍史。否认药物、食物过敏史。生于原籍，否认疫地长居史，否认肝炎、结核病史。适龄婚育，已绝经。家族成员体健，否认家族遗传病及精神病史。望闻切诊：身材偏瘦，家属搀扶步入诊室，左下肢行走拖沓；双膝大致对称无明显肿胀，左膝髌骨内侧压痛阳性，双膝抽屉试验均未见明显异常；舌暗红、有瘀斑及齿痕，苔薄白，脉沉。影像学检查：2024年2月29日，双膝关节X线片（本院）示，双髌骨缘、关节缘、髁间棘骨质增生，关节面硬化，内侧关节间隙略狭窄（图4-53）。

辨证分析：患者为女性，膝关节疼痛、活动受限，伴有胀满感（自觉水肿）。其病位在膝，"膝者筋之府，屈伸不能，行则偻附，筋将惫矣"。患者已过七七之年，肝肾日虚、筋脉失养；加之膝关节运动、负重、暴露、劳损，致气滞血瘀、筋

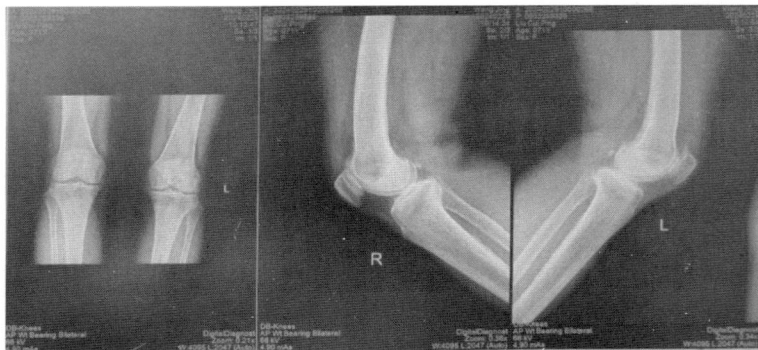

图 4－53 孙某膝关节 X 线片

脉挛急，发为局部疼痛伴屈伸不利，其胀满感乃气滞之征象。证属血瘀气滞，治当调气血，温经脉，补肝肾。

中医诊断：膝痹（血瘀气滞）。

治则：活血益肾，通络止痛。

西医诊断：膝骨关节炎。

治疗：中药外洗。

处方：膝洗方。药物组成：乳香、没药、红花、海桐皮、威灵仙、伸筋草、苍术、细辛、花椒、香附、路路通、苏木、牛膝、黄柏。3 剂，水煎，纱布蘸药汁外敷膝关节，日 2 次，每次半小时。

调摄护理：适度运动，以自知为度，平地行走及锻炼膝关节周围的肌肉，不建议局部长期缠绑绷带。

按语：膝关节痛是很多中老年女性的常见病，应用清宫正骨流派膝洗方中药溻渍止痛效果显著。孙树椿教授强调，

"肿"与"胀"是不同的，本例患者自认为膝肿，查体并不见水肿，这是她自己感受的"胀"，是气滞的表现，需要仔细辨识。治疗上我们以局部活血通络为主，改善局部气血状态，强健筋脉的束缚作用。用药湿敷后注意用温水清洗，防止皮肤过敏。

三十八、外踝扭伤后疼痛

患者刘某，男，46岁。

初诊：2024年3月4日。主诉：左足踝部疼痛1周。现病史：患者2024年2月24日晚长时间盘腿坐后猛然下地，左足内翻着地，当时疼痛明显，局部肿胀，查探足部活动情况，左足外踝前内侧肿胀，压痛明显，足跖屈、外翻完成可，背伸、内翻疼痛明显。考虑骨折可能性不大，自行应用筋骨止痛凝胶外涂，并进行足踝部固定带外固定、下肢抬高制动。次日局部肿胀无明显加重，左足外踝处稍有瘀青，疼痛较前缓解，可缓慢踩地行走，于医院就诊。考虑局部韧带损伤可能，建议拍片检查。患者自觉骨折可能不大，未行 X 线检查，预约左足MRI。其后回家自行涂抹筋骨止痛凝胶，一日2次。因工作原因，无法实现医生要求的制动，戴护踝行走。2月26日晨起，患者自觉足部疼痛明显减轻，局部稍肿胀，除足内翻活动外均无明显不适，继续应用筋骨止痛凝胶2日，日间活动量大时戴护踝。3月4日行足MRI检查，并来就诊。当时除特定体位稍有疼痛外，行走均正常，已停用药物及护踝。否认慢性疾病病史，无手术、外伤、输血史。否认药物、食物过敏史。生于原籍，否认疫地长居史，否认肝炎、结核病史。适龄婚育。家族成员体健，否认家族遗传病及精神病史。望闻切诊：身材中等，行走自如，左足外踝内上方略肿（图4-54），压痛阳性，各方向活动可；舌淡边有齿痕，苔白腻，脉沉紧。影像学检查：2024年3月4日，踝关节（左）MRI示，左外踝软组织水肿，距腓前韧带、跟腓韧带损伤，左踝关节积液（图4-55）。考虑MRI对韧带损伤程度判断不良，行肌骨超声检查，结果示左侧距腓前韧带及跟腓韧带撕裂（Ⅱ度）（图4-56）。

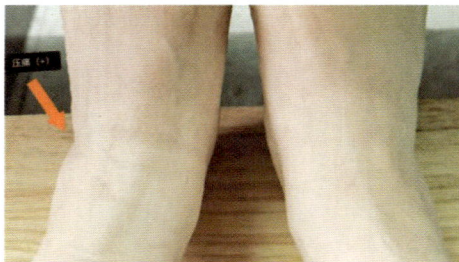

图4-54　刘某足踝部照片

辨证分析：患者盘腿坐姿导致腿部气血凝滞，踝部异常体位接受压力，导致局部筋脉损伤，局部的气血运行不畅，"不通则痛"，出现局部肿胀、疼痛症状。病位在足踝，病性以实为主，证属血瘀气滞，当活血理气，舒筋止痛。

中医诊断：痛痹（血瘀气滞）。

西医诊断：左足踝扭伤，距腓前韧带、跟腓韧带损伤。

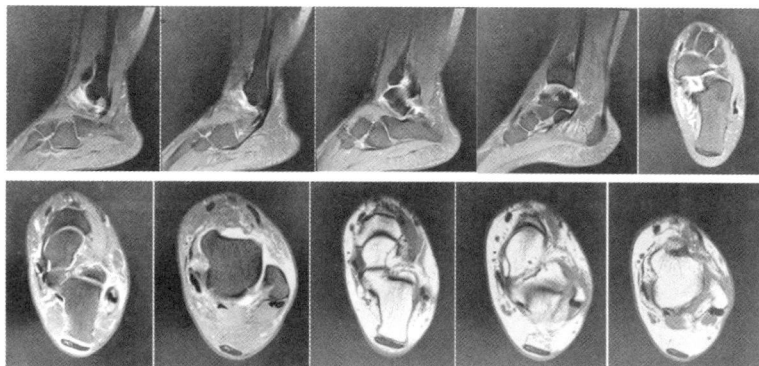

图 4 – 55　刘某踝关节（左）MRI

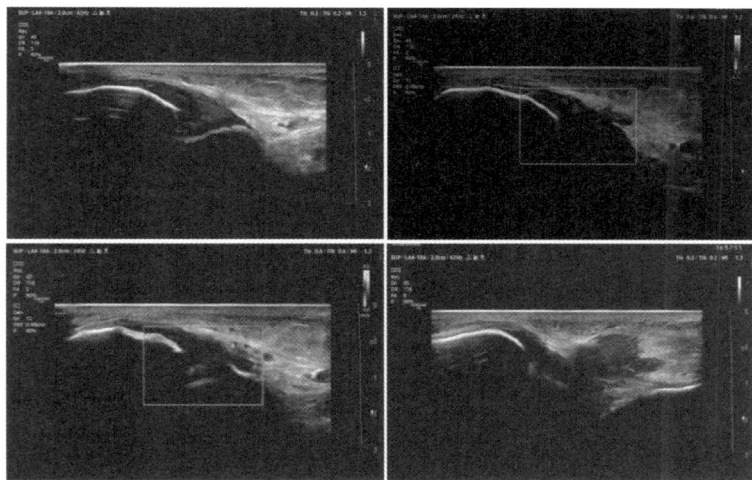

图 4 – 56　刘某肌骨超声声像图

治疗：根据患者实际情况，交替应用筋骨止痛凝胶和膝洗方（药物组成同前）。外用，日 1 次，晚间涂抹凝胶并局部按揉或中药煎煮浴足 30 分钟。

调摄护理：因患者日间活动较多、行走较多故嘱其应用护踝防止加重损伤，活动减少时解除护踝自行屈伸局部，进行踝关节周围肌肉、韧带力量练习。

二诊：2024 年 3 月 11 日。复查肌骨超声（本院）示局部水肿明显减少，韧带撕裂处较前有所恢复（图 4 - 57）。因患者工作繁忙，行走较多，嘱其每日晚上涂抹凝胶并按揉，平时自己进行踝关节周围肌肉、韧带力量练习。

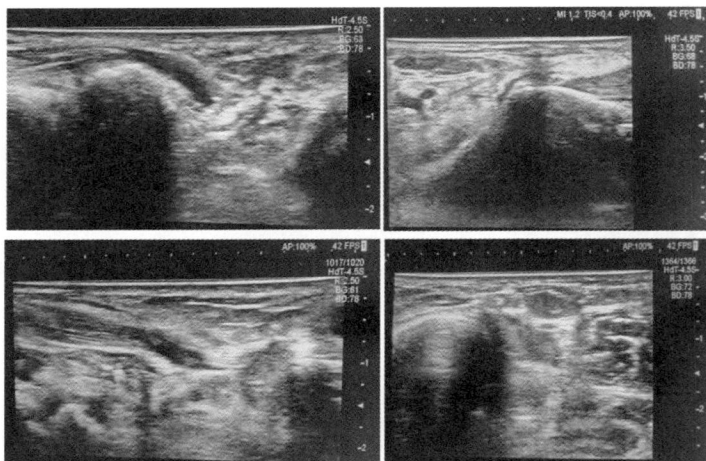

图 4 - 57 刘某复查肌骨超声声像图

按语：孙树椿教授分析，本例患者在扭伤早期应用筋骨止痛凝胶后症状迅速缓解，虽 1 周后影像学仍提示积液及韧带损伤，但患者功能恢复较好，距腓前韧带腓骨下端衔接处有压痛，也可应用摇拔戳手法局部放松。我们对此病的观点并不是完全制动，而是"动静结合、以动为主"的"恒动观"。所以如在损伤初期判断无骨折等需要应急处理的病变后，我们就可以实施手法，让局部瘀血散开，其后应用药物辅助局部气血运行。本例患者因为工作原因无法实现制动，在正常活动过程中仍可使得疼痛逐渐减轻、水肿消失、韧带功能恢复。膝洗方不仅仅应用于膝关节，其对于局部疼痛功效显著，可以起到通络柔筋的作用，其煎煮后浴足的热效应可以更好地促进局部积液吸收和肿痛消除。

三十九、膝关节肿胀疼痛

患者崔某，男，25 岁。

初诊：2022 年 2 月 24 日。主诉：左膝疼痛 1 个月。现病史：患者 1 个月前晚上踢球时突发左膝疼痛，当时并无跌倒及碰撞，于北京协和医院急诊就诊，考虑半月板撕裂伤，建议戴护具静养 1 个月，予洛索洛芬钠口服止痛。患者近 1 个月制动，下地时均戴膝关节护具并扶拐行走。否认药物、食物过敏史。生于原籍，否认疫地长居史，否认肝炎、结核病史。家族成员体健，否认家族遗传病及精神病史。望闻切诊：身材高大偏胖，坐轮椅被推入诊室；左膝肿胀，外侧副韧带压痛阳性，浮髌试验阳性，抽屉试验阴性；舌胖，苔薄白，脉缓略沉。影像学检查：2022 年 2 月 24 日，双膝关节 X 线片（本院）示，双膝关节间隙不窄，关节面硬化，髁间嵴略变尖，关节囊肿胀（图 4-58）。诊断结果：双膝关节轻度退行性变（请结合临床）。

辨证分析：《灵枢·邪客》有载，"人有八虚，……以候

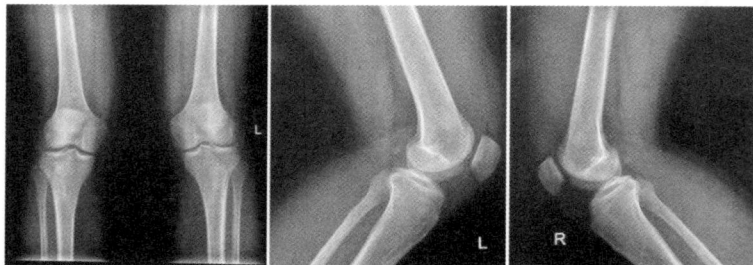

图4-58 崔某膝关节X线片

五脏，……肾有邪，其气留于两腘"，《素问·脉要精微论》又言，"膝者筋之府，屈伸不能，行则偻附，筋将惫矣"，故可知膝病在骨责之肾，在筋责之肝。本案青年男性，运动时突发左膝疼痛，考虑膝关节受外力损伤，导致局部气血运行不畅，肌肉拘挛，关节屈伸障碍，"血不利则为水"，局部水肿，发为膝痹。其病位在筋，病证属气滞血瘀水停，当活血行气、利水消肿为治。

中医诊断：膝痹（血瘀气滞）。

治则：活血行气，利水消肿。

西医诊断：左膝滑膜炎。

治疗：中药内服。

中药处方：滑膜炎方。药物组成：泽泻、粉萆薢、黄芩、桃仁、当归、红花、赤芍、紫花地丁、防风、牛膝、茯苓、白芍、香附、甘草、麸炒苍术。7剂，颗粒剂，水冲口服，日2次。

调摄护理：完善双膝MRI检查，进一步明确韧带损伤情况；适度局部活动，促进气血恢复及水肿消除。

二诊：2022 年 3 月 3 日。患者诉局部疼痛、水肿均有减轻，可缓慢不扶拐行走。望闻切诊：左膝肿胀较前减轻，外侧副韧带压痛阳性，浮髌试验弱阳性，抽屉试验阴性。舌胖，苔薄白，脉缓略沉。影像学检查：2022 年 3 月 1 日，左膝 MRI（本院）示，左膝关节在位，关节间隙清晰，未见狭窄；左膝关节缘未见骨质增生改变，压脂像股骨外侧髁见斑片状高信号，边界不清；左膝内外侧半月板形态规整，边界清晰，未见异常信号影；左膝外侧副韧带走行规整，上段边界略显模糊，信号增高；左膝前后交叉韧带走行良好，境界清晰，未见异常信号影；左膝关节腔积液（图 4 - 59）。诊断结果：左股骨外侧髁骨髓水肿，左膝外侧副韧带损伤，左膝关节腔积液。2022 年 3 月 1 日，右膝 MRI（本院）示：右膝关节对位可，关节间隙不窄，骨质未见明显异常高信号影；前交叉韧带、后交叉韧带、内侧副韧带、外侧副韧带、内外侧支持带、髌韧带形态信号大致正常；内外侧半月板形态、信号未见明显异常；关节内见少量液体信号影（图 4 - 60）。诊断结果：少量关节积液。

治疗：中药内服，方药如前，继服 2 周。仍建议适度加强局部活动，减少护具应用。

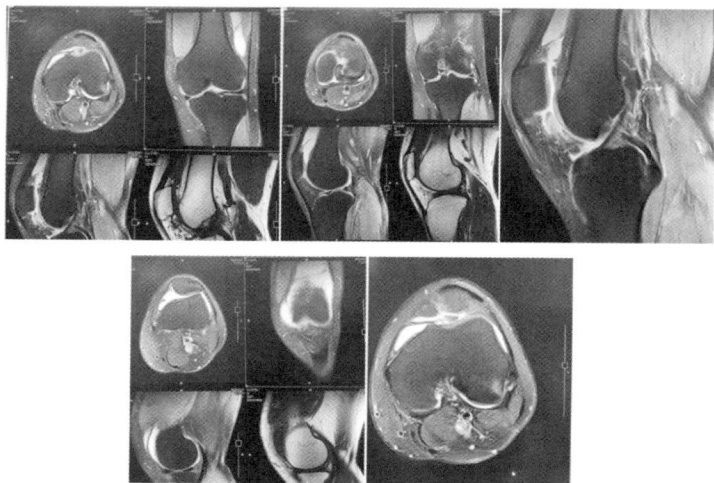

图 4 - 59　崔某左膝关节 MRI

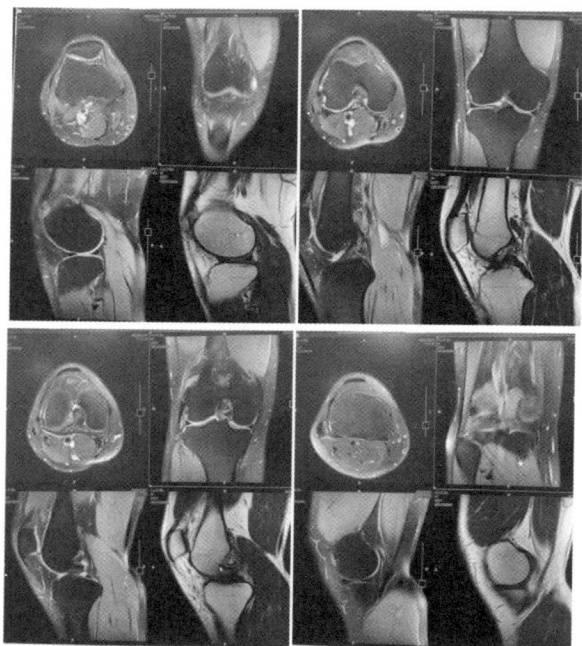

图 4 - 60　崔某右膝关节 MRI

2

按语： 孙树椿教授强调，膝关节的急性损伤常常发生在剧烈体育活动或超强度训练中，如果伤后（1~2小时）未见广泛的瘀血斑发生，考虑无骨折或血肿，常常为筋伤之患。有的患者以局部肿胀及疼痛为主，髌韧带两侧膝眼处隆起、饱满，以手触诊，局部松软，甚则有囊性感，则应考虑为关节积液、滑膜炎。查体时还要注意鉴别是否有局部压痛，压痛在膝内侧还是外侧，同在的话以何处明显，以区别内、外侧副韧带是否有损伤。对于滑膜炎我们一般不用局部手法治疗，中药的活血利水消肿作用较好，推荐应用。

附录　养生——精神内守、合于阴阳

孙树椿教授虽已年过八旬，但仍活跃在医教研第一线上，尤其是他一上讲台，便精神抖擞、声音洪亮、思维敏捷。熟悉他的人都知道他患糖尿病多年，如何保持体力并精力充沛地工作，他自有一套养生哲学。

一、中医治病是调理阴阳平衡

孙树椿教授认为，把"中医"二字理解为"中国的医学"是不全面的。中医的"中"不只是一个相对于西医的方位、国别或民族的概念，而应是《中庸》里所说的"致中和"的"中"。中医的最高境界就是对"中"的理解和运用。"中医"二字最早见于《汉书·艺文志·经方》："以热益热，以寒增寒，精气内伤，不见于外，是所独失也。故谚云：有病不治，常得中医。"在这里"中"字念去声：zhòng。"中医"作为名词出现是在鸦片战争前后，西医把中国医学称作中医，以与西医做区别。《中庸》曰："中也者，天下之大本也；和也者，天下之达道也。致中和，天地位焉，万物育焉。"中医用精气学说、阴阳学说和五行学说来解释生命的奥秘。其所阐明的阴阳和合、阴平阳秘观点与儒家"致中和"的思想是一脉相承的。中医治病就是调理阴阳以使平衡的过程。中医的最高境界正如《素问·至真要大论》所说："谨察阴阳所在而调之，以平为期。"以平为期就是致中和、以和为重。

二、养生是中医学的重要内容

孙树椿教授认为，中医养生是中医学的重要内容。他从亲身体验中总结了以下几点，并在生活中按照这些原则来进行保健。

1. 天人相应，道法自然

《素问·上古天真论》中说："上古之人，其知道者，法于阴阳，和于术数。食饮有节，起居有常，不妄作劳。故能形与神俱，而尽终其天年，度百岁乃去。"中医学重视天人相应，适应四时，顺乎自然的养生保健原则。讲究人的生活起居在四时季节中必须顺应春生、夏长、秋收、冬藏的自然规律，要"以自然之道，养自然之身"，这样人体的生理活动才能保持正常。《黄帝内经》提出了"春夏养阳，秋冬养阴"的论点，即在春夏阳气旺的季节摄养阳气，在秋冬阴气盛的季节保育阴气，以适应养生防病之道。这个观点现在仍有效地指导着人们的养生保健与疾病治疗。

2. 精神乐观，积德行善

《素问·上古天真论》中说："虚邪贼风，避之有时。恬淡虚无，真气从之，精神内守，病安从来?"世界卫生组织提

附录　养生——精神内守、合于阴阳

235

出"健康的一半是心理健康"。乐观是一种开放心态，要尊重事实，不狭隘，用积极态度看待一切。据现代生理学研究，人高兴时会分泌内啡肽，它能使人心情愉快，对身体健康有利；人不高兴时会分泌儿茶酚胺、皮质醇等，它们能使血管收缩、血压升高，长期过量分泌易导致心脏病。所以要树立正确的人生观和世界观：不要苛求自己，学会自我调控情绪，常怀感恩之心，知足常乐，人真正的幸福不在于从社会获取多少，而在于为别人奉献多少。

3. 饮食有节，各取所需

《素问·六节脏象论》中说："天食人以五气，地食人以五味。""心欲苦，肺欲辛，肝欲酸，脾欲甘，肾欲咸，此五味之所合也。"人不遵循客观规律是不行的。孙树椿教授认为最好的饮食是平衡膳食。平衡膳食的第一原则是食物要尽量多样化，要吃谷物、肉类、豆类、奶类、蛋类、蔬菜、水果等各类食物；另外，在每一类中也要尽量吃各种食物，如肉类要吃猪肉、牛肉、羊肉、鸡肉、鱼肉、兔肉、鸭肉等。谷物也如此，只吃精米、白面是不符合平衡膳食原则的，还要吃粗杂粮，如小米、玉米、荞麦、高粱、燕麦等。

三、日常保健注意饮食和运动

孙树椿教授虽患糖尿病多年，但他在日常生活中通过自我保健，做到了与疾病"和平共处"。他认为糖尿病患者除了合理用药之外，日常保健要做到饮食平衡及运动适当。

他说，对现代中国绝大多数居民来说，他们有足够的选择食物的余地，营养知识的普及可以指导他们避免营养过剩导致的一系列疾病，如糖尿病等。多吃粗杂粮就是其中之一。用粗杂粮代替部分细粮有助于糖尿病患者控制血糖。近年研究表明，进食粗粮杂豆后的餐后血糖变化一般小于只吃小麦和普通稻米，粗粮杂豆中的燕麦、荞麦、大麦、红米、黑米、赤小豆、扁豆等可明显缓解糖尿病患者餐后高血糖状态，减少24小时内血糖波动，降低空腹血糖，减少胰岛素分泌，利于糖尿病患者的血糖控制。

孙树椿教授认为生命在于运动，运动是生命存在的基础，也是生命发展的动力和源泉。他坚持每天晚间散步，刮风下雨时就在室内做做自己编的健身操。作为骨伤科专家，他常劝患者做"小燕飞"以助改善腰痛，他自己也身体力行。工作之余他喜欢旅游，饱览祖国大好河山，既陶冶了情操，又强健了体魄。